Thüringer Kräutergarten – Olitätenland

Kräuterfrauen, Laboranten, Buckelapotheker
und ihre Olitäten
Naturheilmittel aus dem Thüringer Wald

THÜRINGER
KRÄUTER
GARTEN

OLITÄTENLAND

Von der Historie bis in die Gegenwart

Georg Schwedt

Verlag Rockstuhl

Impressum

Umschlaggestaltung: Harald Rockstuhl

Titelbilder: Thüringer Kräuterfrau, Thüringer Buckelapotheker und Thüringer Laborant. Zeichnungen von Hella Helk.
Sammlung Förderverein „Thüringer Kräutergarten/Olitätenland“ e. V.

1. Auflage 2016
ISBN 978-3-95966-094-5

Innenlayout: Prof. Dr. Georg Schwedt

Druck und Bindearbeit: Digital Print Group Oliver Schimek GmbH, Nürnberg/Mittelfranken

Gedruckt auf alterungsbeständigem Papier nach ISO 9706

Die Deutsche Nationalbibliothek verzeichnet diese Publikation in der Deutschen Nationalbibliografie. Detaillierte bibliografische Daten sind im Internet über *http://dnb.d-nb.de* abrufbar.

Verlag Rockstuhl
www.verlag-rockstuhl.de

Inhaber: Harald Rockstuhl
Mitglied des Börsenvereins des Deutschen Buchhandels e.V.
Lange Brüdergasse 12 in D-99947 Bad Langensalza/Thüringen
Telefon: 03603 / 81 22 46 Telefax: 03603 / 81 22 47
www.verlag-rockstuhl.de

Inhalt

Vorwort und Einleitung 4

Aus der Geschichte 6

Die Fürstentümer Schwarzburg-Sondershausen und Schwarzburg-Rudolstadt 6

Gräfin Katharina von Schwarzburg in Arnstadt 7

Über den Medizinhandel in Thüringen – historischer Überblick 11

Die Destillateure aus Königsee 24

Berufe im Olitätengewerbe 30

Der Apotheker und Laborant Johann Matthias Mylius 33

Schwefelbalsame – als erste bekannte Heilmittel 36

Apotheker Ludwig Bechstein über Laboranten und Balsamträger 40

Rezepturen ausgewählter historischer Olitäten 44

Historische Orte der thüringischen Olitätenhändler 56

Goethe im Thüringer Kräutergarten 70

Friedrich Schillers Diener Rudolph aus einer Unterweißbacher Laborantenfamilie 76

Geschichte ausgewählter Heilmittel aus dem Thüringer Kräutergarten 80

Meuselbach: Die Geschichte vom HINGFONG 81

Königsee: Dreierlei-Tropfen 83

Meura: Meurasan-Salbe 84

Rudolstadt: Anker-Pain-Expeller 86

Herschdorf: Schwarzburger Lebens-Essenz/Thüring. Karmelitergeist 88

Zu Besuch in Olitätenorten des Thüringer Kräutergartens heute 90

Rudolstadt: Die alte Dorf-Apotheke im Freilichtmuseum Thüringer Bauernhäuser 90

Großbreitenbach: Thüringer Wald-Kreativ-Museum/ Thüringer Olitätenstube 92

Oberweißbach: Fröbel-Apotheke, Fröbel-Memorialmuseum mit „Traditionszimmer Olitätenhandel" 93

Unterweißbach: Destillation F. W. Ulrich 95

Oberhain: Likörfabrik und Destillerie A. O. Siegmund 100

Rohrbach: Historische Apotheke und Laboratorium 101

Schmiedefeld: Kräuter- und Olitätenmuseum 103

Thüringer Kräutergarten/Olitätenland... 108

Literatur (mit Web-Adressen) 111

VORWORT UND EINLEITUNG

1994 wurde der Förderverein „Olitätenwege im Thüringer Kräutergarten e.V." gegründet – Initiatoren waren Elvira Grudzielski, Oberweißbach und Heinz Liebermann, Großbreitenbach. Heinz Liebermann (seit Vereinsgründung Vorsitzender des Vereins) hatte bereits zusammen mit dem Schwarzburger Heimatschriftsteller Otto Ludwig (1896–1990), Autor des Buches „Im Thüringer Kräutergarten. Von Heilkräutern, Hexen und Buckelapothekern" (Greifenverlag zu Rudolstadt 1982) Mitte der 1980er Jahre erste Ideen zur Wiederbelebung der Thüringer *Olitätentraditionen* im Land entlang des Mittellaufs der Schwarza entwickelt. Mitglieder des Fördervereins sind Städte, Gemeinden, Verbände, Vereine, Firmen und Privatpersonen.

Zu den Zielen des Vereins zählen die „Aufarbeitung und Pflege der mit dem Kräuterreichtum der Region ‚Thüringer Kräutergarten/Olitätenland' eng verbundenen Traditionen des Olitätengewerbes (Naturheilmittelherstellung und -handel) sowie deren Nutzung für die gesundheitliche *Bildung* der Bevölkerung, für den *Tourismus*, für eine nachhaltige *Regionalentwicklung* und für die Sensibilisierung gegenüber den Belangen des *Natur- und Landschaftsschutzes.*" (aus dem Moderationstext für das Teilbild „Olitätenwege..." zum Thüringentag 2015)
Heute führen sowohl der *Mylius-Weg* (16,7 km – eröffnet 2004) und der *Olitätenrundwanderweg* (177 km – eröffnet 2005) als auch weitere Wanderwege zum Thema „Kräuter und Olitäten" durch den *Thüringer Kräutergarten/ Olitätenland*.

Das Buch von Otto *Ludwig* „Im Thüringer Kräutergarten" steht am Anfang dieser Entwicklungen zu einer Neubesinnung auf die Geschichte. Sabine *Bernschneider-Reif* (heute Leiterin des Merck-Archivs in Darmstadt) lieferte die grundlegende wissenschaftliche Arbeit über „Ursprung, Entwicklung und Bedeutung des Laborantenwesens und des Olitätenhandels im Thüringer Wald vom Beginn des 17. Jahrhunderts bis zum Ende des 19. Jahrhunderts" mit ihrem Werk „Laboranten, Destillatores, Balsamträger: Das laienpharmazeutische Olitätenwesen im Thüringer Wald vom 17. bis zum 19. Jahrhundert" (2001). Aufgrund der kritischen Auswertung bis dahin unveröffentlichten Quellenmaterials aus Archiven und privaten Sammlungen ist in ihrem Buch der aktuelle Forschungsstand dargestellt.
Anhand von Literaturstellen aus mehreren Jahrhunderten wird in diesem Buch mit dem Schwerpunkt einer pharmazeutisch-chemischen Darstellung

ein Überblick über die geschichtliche Entwicklung vom 17. bis in das 21. Jahrhundert vermittelt, wofür auch einige Beispiele ausführlicher dargestellt werden. Ausgewählte Rezepturen – vom historischen Original bis zum Naturheilmittel heute – sowie Zitate aus der Literatur des 19. Jahrhunderts (u.a. auch aus einem Beitrag von Ludwig Bechstein), die Vorstellung der historischen Olitätenorte und Besuche im Jahr 2015 sind der Inhalt dieses Buches aus der Sicht eines Chemiker und Chemiehistorikers.

Die Leser können sowohl auf den Wanderwegen als auch in den ausführlicher beschriebenen Museen die Geschichte von den Thüringer Olitäten bis zu den Produkten der Naturheilkunde heute selbst erfahren – mit dem sowohl historischen als auch pharmazeutisch-chemischen Hintergrundwissen, das dieses Buch vermitteln möge.

AUS DER GESCHICHTE

Die Fürstentümer Schwarzburg-Sondershausen und Schwarzburg-Rudolstadt

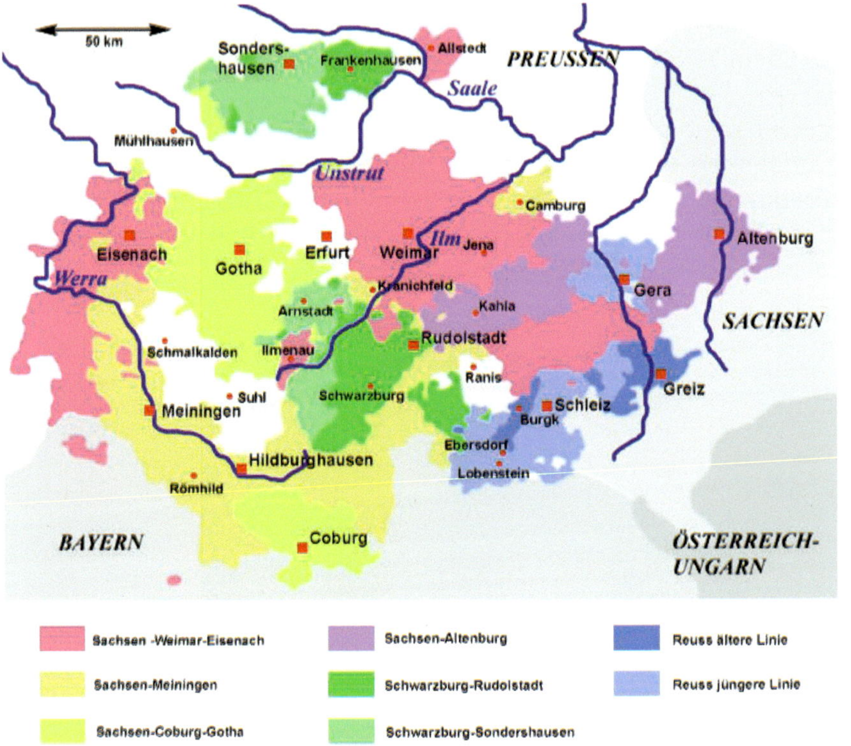

(www.flaggenlexikon.de/thuermap.jpg)

Die Karte zeigt deutlich den „Fleckenteppich" Thüringens aus kleinen Grafschaften bzw. Fürstentümern im 18. und 19. Jahrhundert – mit insgesamt acht sogenannten Linien.

Die Fürstentümer Schwarzburg-Rudolstadt und Schwarzburg-Sondershausen (grün) gingen auf die Grafen von *Schwarzburg* zurück, die diesen Namen ab 1123 führten. Erbteilungen und Erwerbungen veränderten die Grafschaft bis in das 16. Jahrhundert häufig. Nach dem Tod des Grafen Günther XLI. 1583 teilten seine Brüder die Grafschaft Schwarzburg in die beiden Hauptlinien *Schwarzburg-Arnstadt* und *Schwarzburg-Rudolstadt*. Beide Territorien waren Teil des *Obersächsischen Reichskreises*.

Die Linie *Schwarzburg-Sondershausen* entstand durch Graf Johann Günther I. (1532–1586). 1599 erfolgte eine erneute Aufteilung der schwarzburgischen Territorien in die Grafschaften und späteren Fürstentümer *Schwarzburg-Rudolstadt* und *Schwarzburg-Sondershausen*, deren Gebiete bis 1920 im Wesentlichen unverändert blieben.

1815 traten beiden Fürstentümer dem Deutschen Bund bei. Nach dem Ersten Weltkrieg dankte Fürst Günther Victor (Rudolstadt 1852–1925 Sondershausen) ab, der in Personalunion seit 1909 auch das Fürstentum Schwarzburg-Sondershausen verwaltete.

Gräfin Katharina von Schwarzburg in Arnstadt

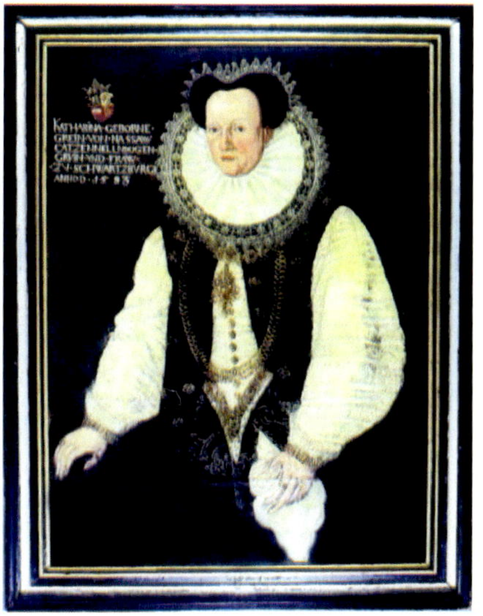

Für die Geschichte der Heilkräuter in Thüringen von Bedeutung ist auch *K(C)atharina von Nassau-Dillenburg* (1543–1624) verheiratete Gräfin von Schwarzburg-Arnstadt, eine Schwester Wilhelms von Oranien. Sie ist auch als Verfasserin von Kräuterbüchern mit Rezepten bekannt geworden. Sie heiratete 1560 Günther XLI. von Schwarzburg (1529–1583). Der Graf hatte das ehemalige Wasserschloss *Neideck* (heute bis auf den Schlossturm nur als Ruine erhalten) zwischen 1553 und 1560 im Stil der Renaissance auf den Grundmauern der Hersfelder Burg (1273 erwähnt) errichten lassen. Arnstadt wurde zur Residenzstadt – bis 1716, als die Residenz nach dem Tod von Fürst Anton Günther II. nach Sonderhausen verlegt wurde. Die Ehe von Günther XLI. und Katharina blieb kinderlos. Die nach dem Tod von Günther erfolgte Hauptlandesteilung durch die jüngeren Brüder führte durch Johann Günther I. (1532–1586) und Albrecht VII. (1537–1605) zur Entstehung der Linien Schwarzburg-Sondershausen bzw. Schwarzburg-Rudolstadt.

Eine Rezeptsammlung der Gräfin befindet sich in der Universitätsbibliothek Heidelberg (Codex Pal. Germ. 200), eine Handschrift auf das Jahr 1565 datiert, aus 189 Blättern, mit 721 Rezepten (Teil der berühmten *Bibliotheca Palatina*). In der Herzog August Bibliothek in Wolfenbüttel befindet sich ein Druck aus dem Jahr 1583 mit dem Titel *„Tax Tefflein: Der Greflichen Schwartzburgischen Apothecken zu Arnstadt: welche die Wolgeborne vnd Edle Fraw ... Katharina / geborne Greffin zu Nassaw / vnd Katzenelbogen ... auffs Newe hat wider auffrichten vnnd volbringen lassen ...“* – herausgegeben von dem Gräflichen Schwarzburgischen Hof- und Stadtphysikus Johann Wittich(ius) (1537–1596) und in Erfurt erschienen.

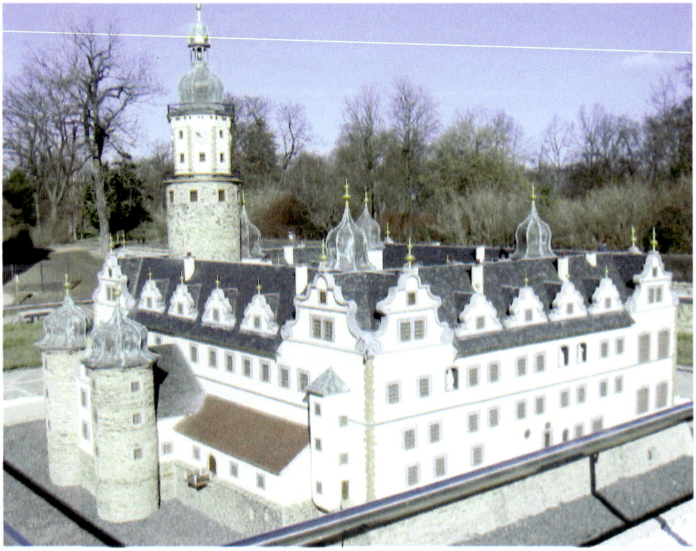

Modell des Wasserschlosses Neideck

Otto Ludwig schrieb: „Gräfin Katharina von Nassau, geboren 1543, Tochter der arzneikundigen Juliane von Nassau, hatte sich auf Schloß Neideck ein Laboratorium eingerichtet, um Wasser zu brennen und Arzneien anzufertigen...“ Und für ihre Schlossapotheke erließ sie eine Verordnung, in der es u.a.

hieß: „Der Geselle solle zur rechten Zeit im Sommer Wurzeln, Kräuter, Blätter, Blumen und dergleichen einsammeln, solle diese fleißig trocknen und verwahren und soll auch die gebrannten Wasser mit höchstem Fleiße brennen." (zitiert nach Lamprecht/Manske – s. auch in Petry).
In Paul Thalmanns Beitrag zu „Geschichte der Apotheke unter der Galerie" (1934 – s. auch bei Bechstein) ist zu lesen:
„Die gräfliche Apotheke im Schloß war ein besonders gehegtes Schoßkind der Gräfin Katharina. Als Tochter der Gräfin Juliane von Nassau-Catzenellenbogen geb. Gräfin von Stolberg-Wernigerode hatte sie von ihrer Mutter die ‚Apothekerkunst' erlernt und betätigte dieselbe nun in Arnstadt."

Die Gräfin Katharina von Schwarzburg wird auch heute noch wegen ihrer großen Verdienste um das Gemeinwesen, vor allem auch in der Versorgung von Kranken und Bedürftigen mit Heilmitteln aus ihrer Apotheke, gewürdigt – u.a. im Schlossmuseum, wo auch bibliophile Kostbarkeiten aus ihrer Bibliothek aufbewahrt werden.
Thalmann schrieb in Bezug auf eine Inventarliste der Schlossapotheke vom Oktober 1583 dazu:

„In dem Inventar fehlt aber ein sehr wichtiges 1580 geschriebenes Buch, welches durch seine ganze Ausstattung, zierlich gepreßten vergoldeten Schnitt, reichliche Goldpressung auf beiden Deckeln des Lederbandes, die Prägung ‚KGGVNGVFZG' (= Katharina geb. Gräfin von Nassau, Gräfin u. Frau zu Schwarzburg) 1580' sich als ehemaligen Besitz Katharinas erweist. Es enthält die ‚Neue Ordnung der Arnstädter Schloßapotheke' von M. Johannes Wittlich, dem Gräflichen Medicus. [s.o. – Druck in der Herzog August Bibliothek Wolfenbüttel] *Danach muß es schon eine ältere Apothekenordnung für die Apotheke gegeben haben, die wohl um 1560 mit der ersten Einrichtung derselben aufgestellt und jedenfalls nicht für die Gräfin, sondern für ihren ‚Apothekergesellen' maßgebend war, denn zur eigenen Anfertigung der Arzneien hatte sie keine Zeit. An erster Stelle steht das Pflichtenverzeichnis des Gesellen, dessen Artikel er auch mit einem Eid fest zu halten geloben mußte. Artikel 1 behandelt die Vorschriften für das Verhalten des im Schloße wohnenden Gesellen und die äußere Sauberkeit und Ordnung in der Apotheke. Der zweite Artikel schreibt vor, daß er zu rechter Zeit im Sommer Wurzeln, Kräuter, Blätter, Blumen und dergleichen einzusammeln bestelle, dieselben von allem Kot rein mache, die Wurzeln zerschneide, die Blätter abstreife, dann fleißig trockne und verwahre und Jahr und Tag, wann es gebrannt, darauf verzeichne, vor allem solche, die die Gräfin zu haben begehren und der Medicus als nötig erachten möchte, alles unter steter Aufsicht des letzteren…"*

Für die Verbreitung der Thüringer Olitäten war auch die Entstehung einer *Glasindustrie* wichtig. In *Schmalenbuche*, auch *Grenzbaum* genannt (1366 erstmals urkundlich erwähnt) erhielt 1607 der Glasmacher Christoph *Müller*, der schon 1597 in Lauscha eine Dorfglashütte gegründet hatte, zusammen mit seinen Söhnen Stephan und Hans die Konzession für eine Glashütte. Schmalenbuche entstand ab 1618 als Siedlung. 1665 ließ Graf Anton Albrecht zu Schwarzburg dort auch ein Jagdhaus, „Neues Haus“ genannt, errichten. Die Glashütten erzeugten Waldglas, d.h. durch Eisen grün gefärbtes Glas. In diesen Flaschen hielten sich vor allem ätherische Öle wegen der geringen UV-Lichtdurchlässigkeit über längere Zeit.

ÜBER DEN MEDIZINHANDEL IN THÜRINGEN –
ein historischer Überblick

Mit dem Medizinhandel aus Thüringen sind Bezeichnungen wie *Balsamträger, Olitätenträger, Königseer* verbunden. Von den Glasbläsern des Thüringer Waldes stammen offensichtlich (mehr oder weniger scherzhaft gemeint) die Bezeichnungen *Buckelapotheker,* weil sie ein *Holzreff* mit den Arzneien in Schachteln und Kisten trugen, und später *Ranzerte* mit ihrem ledernen Ranzen und breiten Riemen.

Als *Olitäten* wurden anfangs ölhaltige Heilmittel bezeichnet, vor allem Schwefelbalsame – und die Bezeichnung *Balsam* in der Bedeutung von Linderungsmittel ist vom lat. *balsamum* >Balsamstrauch< bzw. dem aus ihm gewonnenen heilenden, harzigen Saft entlehnt. Das lat. Wort geht auf das griech. *bálsamon* (auch Wohlgeruch) zurück.

Der Arzt *Paracelsus* – eigentlich Theophrast Bombast von Hohenheim (1493–1541) – schrieb u.a.:
„Wisset, daß die Heilung der offenen Schäden allein im Balsam liegt. Der Leib hat in sich einen Balsam, – wenn aber eine separatio der salia eintritt, so wird der innere Balsam auch zerbrochen, darum weiter in der Heilung zu betrachten ist, den zerbrochenen Balsam zu erstatten, dadurch die offenen Schäden geheilt werden."

und

„Der Balsam ist, der da heilet; nun gebricht ihm auch Nahrung; eine wird ihm gegeben durch Speis und Trank, daraus folgt nun die Ordnung in der Diät; die andre wird ihm gegeben durch die Artzney, so über die Wunden gelegt wird, den dieselbig Arztney giebt dem Balsam Nahrung, und speiset ihn, durch dieselbige Nahrung heilet er desto stärker und schneller, und es liegt nur fürhin an dem, daß der Artzt wissen soll, der Arznei gute Nahrung überzulegen, so mag es detso glücklicher fürfahren."

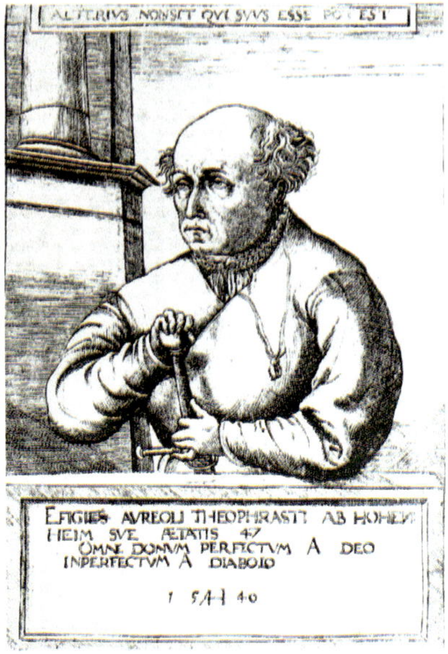

Paracelsus spricht von einem *inneren* und einem *äußeren Balsam* – der *inneren Balsam* würden wir heute vielleicht sehr allgemein mit der *inneren Widerstandskraft* eines Menschen bezeichnen. Seine Vorstellungen gehen dahin, dass aus dem *äußeren Balsam* die heilenden Stoffe in den Körper übergehen und dort die allgemeine innere Widerstandkraft stärken bzw. Heilungen beschleunigen.

Infolge der Verbreitung seiner Ansichten – auch als *paracelsische Medizin* bezeichnet – durch Nachfolger erhielten so *Balsame* mit Kräutern in den folgenden Jahrhunderten eine große Bedeutung.

Im 17. bis 19. Jahrhundert bezeichnete man alle aus Thüringen stammenden Produkte, d.h. die von *Laboranten* und *Destillateuren* hergestellten Heilmittel, als *Olitäten*. Im „Neuesten Waaren-Lexikon für Handel und Industrie" (Bearb. Klemens Merck, Leipzig 1870) heißt es:

„**Olitäten** nennt man die Erzeugnisse von Laboranten, die besonders in Waldgegenden aus Kräutern, Wurzeln, Harzen u. dgl. allerhand Oele, Essenzen, Wässer u. dgl. bereiten, welche früher häufig von besondern Händlern, Olitätenkrämer, im Lande colportirt wurden."

Olitäten sind Naturheilmittel – Öle, Balsame, Tinkturen, die in neuzeitlichen Rezepturen in der Naturheilkunde noch heute eine wesentliche Bedeutung haben.

In „Meyers Großem Konversations-Lexikon“ (1905) ist darüber ausführlich (und kritisch) zu lesen:

„**Olitäten** (v. lat. *oleum*), ölige oder balsamische Volksarzneimittel, die von Laboranten nach geheim gehaltenen Vorschriften alter Zeit für den Handel als Spezialitäten gefertigt werden und sich durch mündliche Tradition in der Gunst der ärmeren Bevölkerung erhalten haben. (...) Vielen O. ist eine gedruckte Beschreibung beigegeben, deren oft sehr einfältiger Text gewöhnlich in der volkstümlichen Schreibweise früherer Jahrhunderte abgefaßt ist. Die meisten O. werden als Universalheilmittel zu innerlicher und äußerlicher Anwendung empfohlen, Einige von ihnen enthielten früher gefährliche und stark wirkende Arzneistoffe (Arsen, Quecksilberpräparate, Opium, Krotonöl, Gummigutt), und noch jetzt enthalten die Kaiserpillen und einige andre Abführmittel drastische Stoffe, die nicht für jedermann zuträglich sind. Die meisten andern, zur innerlichen Anwendung dienenden O. bestehen zwar gemeiniglich aus indifferenten Arzneistoffen, es fehlt für ihre nicht genau bekannte Zusammensetzung indessen jede Garantie, und es ist leicht möglich, daß sie in falscher Menge, in unrichtiger Weise und an verkehrter Stelle angewendet werden und Schaden anrichten. Die Olitätenindustrie im sächsischen Erzgebirge und in der Lausitz ist heute belanglos, sie blüht aber noch im Thüringer Wald, wo sie durch Mylius aus Oberweißbach (gest. um 1680) organisiert wurde, und von Königsee, Mellenbach, Oberweißbach und Ölze werden diese Arzneispezialitäten auch als Ausfuhrartikel im großen in alle Gegenden der Welt gesandt, in denen sich Deutsche aufhalten. Früher wurden die O. an die ärmere Landbevölkerung vorwiegend durch sogen. *Balsamträger* verkauft, gegenwärtig ist der Verschleiß* durch diese Hausierer gesetzlich nicht mehr zulässig und wird nur noch heimlich betrieben. Sehr eingebürgerte O. werden hier und da auch in Apotheken feilgehalten...“
[**Verschleiß* in der Bedeutung von Verkauf, Absatz im Kleinen]

Als *Laboranten* wurden 1860 in Pierer's Universallexikon (Band 9) folgende Berufe beschrieben:

„1) der sich mit chemischen Versuchen u. Darstellung chemischer Producte beschäftigt, bes. 2) der in größeren Apotheken eigens für die Darstellung der chemischen Präparate u. anderer im Großen zuzubereitender Medicamente (Vorräthe) engagirte Gehülfe; 3) so v. w. Alchemist.“

Aus dem Jahr 1901 stammt ein Bericht des Schriftstellers Karl Emil *Franzos* (1848–1904), Sohn eines liberal gesinnten jüdischen Arztes aus Czernowitz (Galizien), der nach einem Jura-Studium in Wien und Graz 1884–1886 das

Wochenblatt „Wiener Illustrierte“ herausgab, in Berlin die Zeitschrift „Deutsche Dichtung“ gründete, 1879 Georg Büchners „Sämtliche Werke und handschriftlichen Nachlaß“ herausgab und vor allem in Berlin als Journalist arbeitete.

Er äußerte sich zu Beginn des 20. Jahrhunderts sehr negativ insgesamt über die Volksmedizin, die einhundert Jahre später wiederum etwas anders bewertet wird – aber auch dieser (teilweise amüsante) Text soll hier zitiert werden:

„Etwas über Laboranten

... Bedenklicher als das Wildern und Wildfischen ist ein anderer Erwerbszweig in diesem Tal, der auch mit dem Wald zusammenhängt, wenn gleich nur locker: Das Laborantenwesen!

Volksmedizin gibt’s ja überall auf Erden, unter den Eskimos und den Kamerunern, den amerikanischen Rothäuten und den Rixdorfern; in abgelegenen Winkeln der Erde – wie dieser hier – wuchert sie nur eben stärker. Gegen alles Siechtum des Körpers, alle Grausamkeit der Natur, alle Tücken der Menschen versucht man’s hier wie überall vor allem mit dem Besprechen. Die uralten Feuer- und Wassersegen gehen noch von Mund zu Mund; da in neuester Zeit auch freiwillige Feuerwehren gebildet und Dämme gebaut wurden, so ist dies unschädlich; auch die Schutzsprüche gegen den bösen Blick, gegen wütende Hunde oder die Sperlinge, welche die Saat aus der frischen Furche picken, haben noch niemand geschadet. Schlimmer ist es schon, wenn die Leute ihr bißchen Vieh, statt es bei der Viehassekuranz anzumelden und in Krankheitsfällen den Tierarzt zu rufen, dadurch geborgen glauben, daß sie ihm den Segen, auf Papier geschrieben, zu fressen geben. (...)

Das Schlimmste aber ist natürlich, daß sie es bei Krankheiten der Menschen genau ebenso halten. Zuerst das Besprechen, dann, wenn dies nichts hilft, Purganzen, daß ein Ochse davon zusammenbräche, Blutegel oder ein Aderlaß, dazu allerlei zu Teil recht bedenkliche Pflanzensäfte aus dem Wald; die harmlosesten Mittel sind noch die für Wunden: Arnika und Fichtennadelöl. Wie’s nun geht: »Bauernmagen kann viel vertragen«; die Leute werden alt dabei, und daß im Wald tiefgeheime Kräfte wirken, ist uralter deutscher Volksglaube. Darum mühten sich schon im Mittelalter die Leute des Flachlands um die Heilmittel des ***Schwarzatals****, bis sich ein findiger Kopf fand, der den Handel organisierte. J. G.* ***Mylius*** *hieß er und stammte aus Oberweißbach; seine Boten, die Öle, Fichten- und Schwefelbalsam vertrieben, nannte er* ***Balsamträger****; er starb um 1680 als schwerreicher Mann. An seine Stelle traten viele andere »****Laboranten****«, die dieselbe Ware erzeugten und bald* *durch Hunderte von Balsamträgern vertreiben ließen. Im 18. Jahrhundert florierte das Geschäft in kaum zu schildernder Weise; die* **Königseer** *(so genannt, weil das Amt Königsee ihnen die Pässe ausstellte) überschwemmten ganz Mittel- und Osteuropa bis tief nach Polen hinein. Die harmlosen Pflanzenöle und die Kuriositäten, die sie feilboten (zum Beispiel Zigarren, die Harzwaldgeruch verbreiteten!), machten ihren Erfolg nicht; sie verkauften eben Mittel, die der Arzt nicht verschreiben wollte oder durfte: Aloe, Opium, Krotonöl, Arsenik, Quecksilber, Gummigutt usw. Die wachsende Fürsorge der Medizinalpolizei legte ihnen Hindernisse in den Weg; auch die heimische Regierung mußte schließlich, so ungern sie dies aus wirtschaftlichen Gründen in dem armen Lande tat, zum mindesten dem gröbsten Unwesen steuern, es blieb aber noch genug übrig. Um 1860 nahm der brave Keil in der »Gartenlaube« den Kampf gegen die Laboranten auf; da griff auch die Regierung nochmals ein; nun deckt aber die Gewerbefreiheit das Unwesen."*

(Zum Hinweis *Gartenlaube* s. in Kap. „Rezepturen ausgewählter historischer Olitäten")

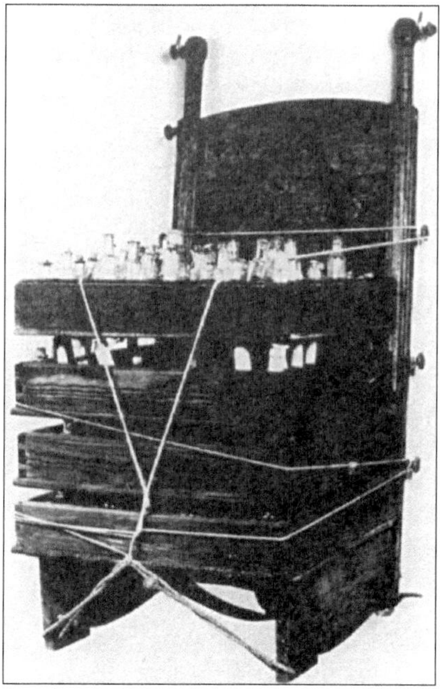

Reff eines thüringischen Balsamträgers bzw. Buckelapothekers
(im Museum für Thüringische Volkskunde Erfurt) – als Holzgestell

Als ein *Reff* wird ein Holzgestell benannt, das auf dem Rücken befestigt (getragen) wurde. Im rechten Winkel zum Rückenbrett war ein weiteres Brett befestigt, auf dem die zu transportierenden Gegenstände untergebracht wurden – anfangs Holzschachteln, dann Fläschchen aus Steingut und schon bald aus Waldglas. Die Händler trugen das Reff, wie ein langer Stuhl aussehend, an zwei Gurten befestigt auf dem Rücken – und bald schon wurden sie *Buckelapotheker* genannt. Denn sie verkauften nicht nur ihre Wunderheilmittel – zunächst in der Landbevölkerung für die kranken Tiere, dann erst für die Menschen, sondern sie gaben den Kranken offensichtlich auch Ratschläge. Das Reff war als eine Art von Rückentrage ein Ferntransportmittel für Reisen außerhalb Thüringens.

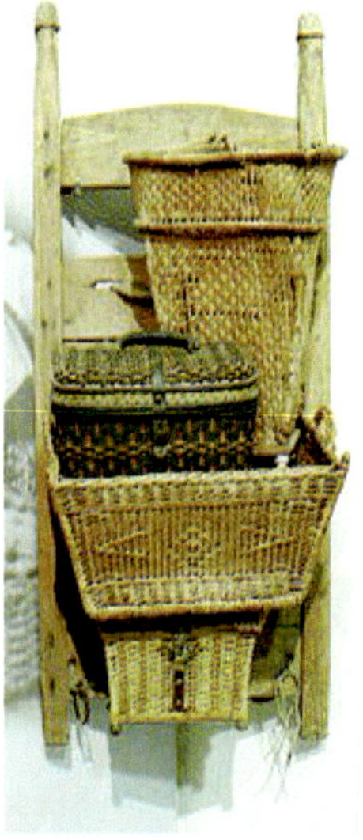

Reff – hier mit Körben auf einem stuhlartigen Holzgestell
(im Erfurter Landesmuseum)

Der mit einem Kalbfell geschützte *Ranzen* wurde für Lieferungen im Land selbst gebraucht. Die Bezeichnung *Ra(a)nzert* wird für die Person gebracht – den Ranzen- bzw. Balsamträger.

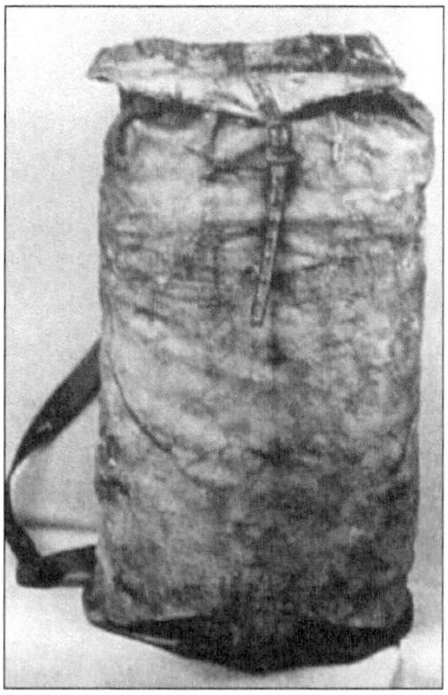

Der RANZEN

Die Bezeichnung *Reff* wurde (und wird) auch für das menschliche Skelett gebraucht – s. *altes Reff* (als Schimpfwort). Der Name *Ranzen* soll ursprünglich aus der Gaunersprache stammen – allgemein als eine Lastentasche für den Rücken, oder auch als Schultertasche. Im 16. Jahrhundert wurde *Räntzel* aus dem Niederdeutschen ins Hochdeutsche übernommen – es geht auf das Wort *rentsel* (mittelniederdeutsch) zurück.

Ursprünge der Destillateure werden der Stadt *Königsee* zugeschrieben, die schon früh eine Sonderrolle im Thüringer Schiefergebirge infolge der Gräflichen Erteilung des Alleinrechtes „zum Brauen, Malzen, Wein und Bier verzapfen“ (ab 1442) erhielt. Königseer *Chemici* hätten Anfang des 16. Jahrhundert auch auf dem alleinigen Recht bestanden, Kräuter zu extrahieren (s. folgendes Kapitel)

Nach Beendigung des Dreißigjährigen Krieges verbreitete sich jedoch die Herstellung und der Vertrieb von Olitäten über das Land rechts und links der Schwarza. In der Weimarischen Medicinalverordnung von 1673 erscheint offensichtlich erstmals die Bezeichnung „Hausierer vom Wald“. Es wird dort auch davon berichtet, dass einige dieser Hausierer ihre Waren verfälschen und ihnen deswegen das Hausieren verboten werden soll.
Der Olitätenhandel breitete sich aus und die Forderungen nach einem Gewerbeschutz führten 1710/11 dazu, dass 343 Medizinalhändler und 31 Laboranten registriert, vereidigt und vom Amt Königsee des Fürstentums Schwarzburg-Rudolstadt einen Legitimationsausweis erhalten. Die Laboran-

ten hatten sich an die Regierung gewandt und u.a. folgende Vorschläge gemacht:
Unterscheidung der Berufe nach Laborant, Destillateur und Balsamträger – Zulassung von Produkten für den Handel nur mit Gebrauchsbeschreibung – Verkaufserlaubnis nur für versiegelte Heilmittel.
Dazu schrieb Petry (1937, S. 38):
„Die Schwarzburg-Rudolstädtische Regierung wurde ... mit Klage und Bittschriften, soweit sie den Olitätenhandel betrafen, geradezu überschüttet. Da entschloß sie sich im September 1710, zwecks einer Übersicht über die Gewerbe zunächst vom Amte Königsee statistisches Material anzufordern, das alle Laboranten und Olitätenhändler nebst Angaben ihrer Reiserouten erfassen, auch über die Anzahl der in Gebrauch befindlichen Öfen, Phiolen, Kolben und Retorten Auskunft geben sollte. So wollte man die Besten und Tüchtigsten ihres Standes ermitteln, um nur diesen dann eine behördliche Zulassung zur Ausführung ihres Gewerbes zu gewähren."

Balsamträger und Laboranten mussten nach 1711 vor dem Königseer Amtmann einen Eid mit folgendem Text ableisten:
„Ihr sollet geloben und schwören, dass ihr fürohin beim laboriren und beim austragen der laboratorum ehrlich und treulich euch aufführen, zu denen zu verfertigenden Essentiis, Tincturen, Salzen, Spirituose, Olitäten, Pillen und Pulvern, sie mögen Namen haben wie sie wollen, tüchtige und gute species und ingredientes gebrauchen, solches nicht verfälschen, noch jemand damit betrügen, sondern, wie ihr sie verfertigt, also auch wieder ausgeben, und auch durchgängig dabei gewissenhaft und der diesfalls zu errichtenden Ordnung gemäß zu bezeigen und auf keinerley Weise darwider zu handeln." - (zitiert nach Bernschneider-Reif 2001)

Infolge der immer weiter reichenden Routen der Händler gelangten auch Kräuter und Gewürze aus dem Ausland nach Thüringen.
In der zweiten Hälfte des 18. Jahrhunderts übernahm der Sohn des Laboranten Georg Nicol *Worm* (geb. um 1709), Medizinalrat Dr. Johann Gottfried *Worm* (1741–1817) die Apotheke in Oberweißbach (s. dort). Er erhielt dafür das Privileg und zugleich die alleinige Befugnis zur Ausbildung von Laboranten.
Mit ihm ist (nach Petry) folgendes Ereignis (um 1805) verbunden. Nach dem Genuss eines von ihm selbst hergestellten Elixiers, das Worm *Proprietatis Paracelsi* nannte, war ihm übel geworden – und dazu berichtete Petry:

„Er vermutete, daß ihm von der Leipziger Handlung Brückner, Schröder und Cie. durch Scherbenkobalt [= Mineral Arsen gediegen] verunreinigte Pottasche [= Kaliumcarbonat] geliefert worden sei, und forderte schleunigst alle mit seinen Mitteln ausgesandten Balsamträger auf, den Verkauf des Medikaments sofort einzustellen. Obgleich sich die ganze Vergiftungsgeschichte hinterher als blinder Alarm erwies, denn die Untersuchungen des Physikus Dr. Eckener, des Professors der Arzneikunde Dr. Johann Gottlieb Jahn und der Leipziger Chemieprofessor Dr. Johann Gotthold Eschenbach bestätigten einwandfrei die Unschädlichkeit des Mittels und die Reinheit der Pottasche, waren doch schon durch übertriebene Gerüchte die Regierungen Thüringens und vieler anderer Länder in Aufregung. Sie verboten den Verkauf von Heilmitteln durch Balsamträger, auch die Ärzte, die Polizei, ja sogar die Kirche warnten, trafen Gegenmaßnahmen und suchten den Olitätenhandel zu vernichten."

Nach den in der Literatur seit dem 17. Jahrhundert beschriebenen Rezepturen setzte sich das *Elixier Proprietatis Paracelisi* wie folgt zusammen (aus „Neues deutsches Apothekerbuch nach der letzten Ausgabe der Preußischen Pharmacopöe zum gemeinnützigen Gebrauche bearbeitet" von August Ferdinand Ludwig Dörffurt, 2. Teil, 3. Abt., Leipzig 1806):

„...zieht man von jeden 1 Unze Aloe, Myrrhen und Saffran mit 14 Unzen rect. Weingeist und dazu gesetzten 2 Unzen verdünnter Schwefelsäure durch 3tägige Digestion aus, so stellt der filtrirte Auszug das schwefelgesäuerte Aloeelixir *oder* Paracelsus aloehaltiges Elixir mit Säure (*Elixir Aloeticum acidum, Elixir Proprietatis Paracelsi;...) dar."*

Möglicherweise hatte Dr. Worm diesen schwefelsauren Extrakt mit Hilfe von Pottasche neutralisiert.

Eine Variante beinhaltet auch den im Thüringer Olitätenland häufig verwendeten Rhabarber:

„Werden von jedem 1 Unze Aloe und Myrrhen, 1 ½ Unze Rhabarber und von jedem 2 Dr. Saffran und Weinsalzkali mit 12 Unzen Malvasier ausgezogen, wozu man noch 1 Unze salzigte Säure gesetzt hat, extrahiert, so entsteht im erstern Fall: das weinichte kalische Aloeelixir mit Rhabarber (*Elixir Aloes rhabarbaro kalinum, Elixir Proprietatis cum Rhabarbaro ...) und im zweiten: das* weinichte salziggesäuerte Aloeelixir mit Rhabarber..."

Diese (oder ähnliche) Rezepturen sind mit Bezug auf Alchemisten bzw. Chemiater wie Oswald *Croll* (um 1560 bis 1609) oder den Arzt und Paracelsisten

Johannes Baptista van *Helmont* (1579–1644) zu finden. In „Zedlers Universal-Lexicon“ (1731–1754) ist dieses Elixir ebenfalls ausführlich beschrieben mit folgender Ergänzung:
„Wenn man diese Elixir eine Zeitlang in der Digestion hat stehen lassen, so wird es angenehmer an Geschmacke und kräfftiger an Würckung seyn. Gleichwie Aloes und Myrrhen die Mumien vor der Fäulniß bewahren, also erhält auch dieses Elixir den lebendigen Körper vor allen Schaden der Fäulniß unverletzt, es bewahret vor der Pest, und verbessert die Cruditaeren [lat. cruditans: verdorbener Magen] *des Magens...“*

1730 erschien unter dem Titel „Der Thüringische Theophrastus Paracelsus, Wunder- und Kräuterdoctor, oder der curieuse und vernünftige Zauber-Arzt...“ unter dem Autorennamen *Valentino Kräutermann* (*Doctor der Medicin zu Arnstadt in Thüringen*) auch ein Hinweis auf die Wirkung:
„Wider Verstopffung des Leibes.
Hierinnen ist das Elixier Proprietatis Paracelsis *gur. Ingleichen auch ein Stück geröstet Brodt mit Baumöl starck befeuchtet, und früh Morgens gegessen...* Aloetica *dienet nicht, wenn die Verstopfung von einer Trockene herrühret, desgleichen auch die Rhabarber und* Myrobalani, *weil sie allzusehr trocknen, und eine Zusammenziehung hinterlassen.“*

Hinter dem Pseudonym *Valentino Kräutermann* verbirgt sich Christoph von Hellwig (1663–1721), Stadtphysikus zu Erfurt und Schöpfer des „Hundertjährigen Kalenders“. Er war auch eine zeitlang Stadtphysikus von Bad Tennstedt, wo er um 1700 eine Zahnbürste erfunden haben soll. Er studierte Medizin in Jena und Erfurt. In Erfurt betrieb er auch einen Medikamenten-Versandhandel und die von ihm selbst hergestellten Mittel wurden zum Teil auch als „Wundermittel“ bezeichnet.

Die weite Verbreitung dieser Rezepturen zeigt, welch große Bedeutung dieses Elixier offensichtlich hatte – bis heute bekannt und in den „Heilkräuter-Infos“ (www.heilkraeuter-infos.de/mittel-tinkturen/elixir proprietatis/ 24.8.2015) ist zu lesen: „Das Elixir proprietatis besteht aus 3 Teilen Aloetinktur, 4 Teilen Myrrhentinktur und 2 Teilen Safrantinktur.“

Der bei Petry genannte Chemiker Johann Gotthold *Eschenbach* war möglicherweise Christian Gotthold Eschenbach (1753–1831), der im „Königlich-Sächsischen Hof- und Staatskalender“ (Schaltjahr 1812) als ordentlicher Professor an der Universität Leipzig aufgeführt wird. Er wurde 1785 o. Professor der Chemie und leitete das erste Chemische Laboratorium der Universität Leipzig, das sich in einer Gaststätte (!) befand. Er übersetzte u.a. Antoine-Francois de *Foucroys* Werk ins Deutsche – „System der theoretischen und praktischen Chemie“ (1801).

Der Drogist August *Elsäßer* aus Oberweißbach schrieb (in „Das Kirchspiel Oberweißbach im Wandel der Zeiten“ 1929) über den Niedergang des Olitätenhandels im 18. Jahrhundert u.a.:

„Viel zum Verfall des Olitätenhandels trugen auch verschiedene Händler selbst bei, indem sie minderwertige Waren lieferten, sich mit Kurpfuscherei abgaben und so den bisher recht angesehenen Handel in Verruf brachten, was für Apotheker und Ärzte eine willkommene Ursache war, die Behörden auf diese lästige Konkurrenz zu hetzen. Immerhin muß uns der Unternehmungsgeist der Medizinhändler – draußen in der Fremde nur unter dem Namen ‚Königseer‘ bekannt – Hochachtung abringen, denn das Reisen in jener Zeit war mit den größten Strapazen verbunden, gepflegte Straßen wie heute gab es nicht und das einzige Beförderungsmittel waren die recht schwerfälligen Fuhrwerke...“

Nach einem Verbot des Medizinhandels im Königreich Sachsen (bereits 1787) erließ der Fürst von Schwarzburg-Rudolstadt eine Verordnung zur Regelung des Arzneilaborantenwesens, in der u.a. die Bedingungen zur Zulassung von Laboranten und deren Produkten festgelegt wurden.
Die rechtliche Situation des Olitätenhandels wird ausführlich anhand zahlreicher Archivalien (Akten) von Sabine Bernschneider-Reif beschrieben.
In der „Vorlage zu Vorschlägen des Amtes Schwarzburg wegen Verbesserung des Oliätenwesens“ vom 19.2.1806 taucht dann auch der Name Dr. Worm noch einmal auf:
„So ist dieser sonst so blühende Handel seit mehreren Jahren sehr herunter und in merklichen Verfall gekommen; zum Theil durch die veränderten KurMethoden auch Anlegung mehrerer Apotheken, am meisten aber durch die in diesem Handel eingeschlichenen vielen Mißbräuche. Es wurde daher in vielen Ländern dieser Medizinhandel nachdrücklich und bey sehr harter Strafe verboten und die diese Verbote wurden verschärft und vermehrt, da besonders in den neuen Zeiten die medizinische Polizey über diesen Gegenstand verbreitet und in mehreren Zeitschriften die Mißbräuche derselben beschreiben und viele Übertreibung erfolgt. Hinzu kam im vorigen Jahr der so äußerst unangenehme Vorfall zu Oberweißbach, woselbst Dr. Worm angeblich aus Versehen Arsenic in das

von ihm gefertigte Elixirum proprietatis gebracht. Nun ist zwar das Resultat der dieshalb angestellten genauesten Untersuchung ganz zum Vorteil des Dr. Worm ausgefallen und jenes ausgesprengte Gerücht falsch und unbegründet, solches auch dem Publicum ängstlich umständlich bekannt gemacht worden, allein die dadurch bewirkte Sensation blieb immer dem Olitätenhandel äußerst nachtheilig. Es ist zwar der Olitätenhandel wegen seiner Wichtigkeit seit seiner Entstehung immer der obrigkeitlichen Aufsicht unterworfen gewesen, auch sind von jeher die Laboranten und Olitätenhändler bei dem fürstlichen Amte durch den AmtsPhysicum genau geprüft und hierauf erst gehörig verpflichtet und bestellt worden, ungleichen hat sich die fürstliche Regierung sowohl als das fürstliche Amt der diesgestaltigen Acten von Zeit zu Zeit angelegen sein lassen, den Olitätenhandel von Mißbräuchen und Unrichtigkeiten zu reinigen, allein alle Veranstaltungen sind nicht hinlänglich gewesen, (...). Da aber die fürstliche Regierung sorgfältig darauf zu sehen hatte, dass ihre Würde durch den gerechten Vorwurf, ein allgemein schädliches Gewerbe zu begünstigen, nicht compromittiert würde, hat dieselbe sich für schuldig erachtet, so möglich eine Einrichtungen zu treffen, das der Olitätenhandel unter dem obrigkeitlichen Schutze fortdauern kann."

Unter Bezug auf den letzten Satz dieses „Vorlage" sei an dieser Stelle auch über die Höhe der Einnahmen durch den Olitätenhandel berichtet:

So schätzte man um 1800 den Reinertrag des Laboranten des Amtsbezirkes Königsee auf 100 Tausend Taler und aus dem Jahr 1836 gibt es einen Bericht des Oberweißbacher Amtsphysikus Dr. Friedrich Wilhelm Wachsmuth, dass es „Reisende in hiesiger Gegend (gebe), die jährlich 600–1000 Taler" einnehmen würden – und damit wäre wohl der Medizinalhandel in dieser Gegend nicht nur der einzige, sondern auch der einträglichste in dieser Zeit. Und aus dem Jahr 1859 existieren Angaben für den Ort Lichtenhain, dass dort von den 13 Medizinalhändlern „als jährlichem reinen Gewinn nach Abzug aller ihrer Auslagen und Bedürfnisse zum Leben" im Mittel zwischen 400 bis 1200 rheinische Guldgulden (1 Goldgulden = 2/3 Taler) zur Verfügung ständen.

In dem von Sabine Bernschneider-Reif zitierten Bericht ist auch der Satz zu lesen: *„Das Laborantenwesen geradezu abzuschaffen, ist vorderhand ein Ding der Unmöglichkeit, weil der Medinzinalhandel noch immer eine nationalökonomische Frage ist."*

Sabine Bernschneider-Reif schrieb unter der Überschrift *„Das Dekret von 1806 und die Folgen"* u.a. weiterhin:

„Den entscheidenden Einschnitt im Fürstentum Schwarzburg-Rudolstadt brachte erst die Verordnung Ludwig Friedrichs II. vom 12. November 1806,

das erste zusammenhängende Dekret zum Arzneilaborantenwesen: ‚den Medizinalhandel in fürstlichen Landen betreffend'; es wurde in 500 Exemplaren gedruckt und sollte festschreiben, dass die primäre Voraussetzung für den Erhalt einer Erlaubnis zum Laborieren das abgelegte Examen in Gegenwart des Justiz-Amtes mit anschließender amtlicher Verpflichtung sei; dies wiederum sei daran gebunden, dass die benutzten Rezepte oder ein entsprechendes Dispensatorium [= Arzneibuch] *dem Amtsphysicus angezeigt würde und dieser die Medikamente untersuche. Die erteilte Zulassung bezog sich nur auf die zuvor angezeigten Waren, die Abgabe an den Medizinhändler durfte nur in versiegelten Gefäßen erfolgen und die genaue Identifizierung des verantwortlichen Laboranten musste durch ein Petschaft kenntlich gemacht werden. Medizinhändler benötigten nun einen an bestimmte Anforderungen gebundenen Erlaubnisschein, neue Händler ein Zeugnis, dass ihnen die nötige Erfahrung bescheinigte; den Händlern sollte das Kurieren verboten sein ebenso grundsätzlich die Herstellung von Medikamenten, etwaige Ausnahmen sollten durch den Amtsarzt geregelt werden. Für alle Übertretungen wurden Strafen festgesetzt."*

Zwei Choleraepidemien – 1831/32 und 1848 bis 1850 – führten zu einem erneuten Aufschwung des Thüringer Haus- und Heilmittelhandels, der vor allem auf ätherische Öle setzte und bis zu 900 Händler in dieser Zeit gezählt habe. Und so wurde auch der Anbau von Heilkräutern in Thüringen erweitert und führte außerdem zu verstärkten Einfuhren.

1834 traten die Thüringer Staaten dem Deutschen Zollverein bei, wodurch einerseits der Handel innerhalb Deutschlands erleichtert wurde, zugleich aber infolge der Übernahme des preußischen Verbrauchssteuersystems die Steuerlasten für die Bevölkerung zunahmen.

Mit der *Apothekerverordnung* des Deutschen Bundes 1841 wurde auch das Hausieren mit Medizinalwaren verboten. Und schließlich kam es durch das Bismarcksche Krankenkassengesetz 1884 (kostenfreie Arztbehandlung und Medizin für die Arbeiterschaft) dazu, dass der Absatz der Laboranten einbrach. Dennoch waren die letzten ambulanten Händler mit Thüringer Haus- und Heilmitteln noch bis in die Mitte des 20. Jahrhunderts tätig. Die Bezeichnung *Olität* geriet dann in Vergessenheit; es entstanden jedoch kleine pharmazeutisch-chemische Betriebe, von denen einige später vorgestellt werden.

Da die Bezeichnung *Olität* nicht mehr in Gebrauch war, wurde dieses Wort 1963 aus dem Wortschatz des *Duden* gestrichen. Mit der Wiederentdeckung des traditionellen Olitätengewerbes und dessen Nutzbarmachung für die gesundheitliche Bildung der Bevölkerung, den Tourismus, die nachhaltige

Regionalentwicklung sowie den Natur- und Landschaftsschut ab den 1990er Jahren – insbesondere durch den regionalen Förderverein *Olitätenwege im Thüringer Kräutergarten e.V.* – war die Bezeichnung *Olität* wieder verstärkt im Gebrauch. Deshalb erfolgte 2010 die erneute Aufnahme in den *Duden*.

DIE DESTILLATEURE AUS KÖNIGSEE

Königseer war ein Synonym für die thüringischen Balsamträger und Olitätenhändler – von denen u.a. *Harlemer Tropfen*, eine Spezialität des *Schwefelbalsams* mit Mohnöl, Olivenöl, Wacholderöl angeboten wurde (nach *Rezepttaschenbuch*, Julius Springer, Berlin 1923). Der Ort Königsee, der durch Graf Günther XXXII. (1408–1448), Herr zu Schwarzburg und Königsee, verschiedene Privilegien erhielt (als Stadt 1257 urkundlich erwähnt), wurde im Dreißigjährigen Krieg geplündert und 1635 niedergebrannt. Danach war die Wirtschaft (zuvor im 15. Jahrhundert bereits Bergbau) durch den Olitätenhandel geprägt. 1306 wird in Urkunden des benachbarten Klosters Paulinzella die Siedlung als *civitas* (= Stadt) bezeichnet – damals nur dann so bezeichnet, wenn der Ort mindestens 700 Bewohner hatte. 1442 belehnte Kaiser Friedrich die Grafen von Schwarzburg (s.o.) mit der Stadt. Und Graf Günther ordnete an, dass kein Untertan brauen, malzen, Wein oder Bier verzapfen dürfe, es sei denn das Getränk in Königsee geholet. Otto Ludwig stellt in seinem Buch „Thüringer Kräutergarten" zu Recht fest, „wer brennt, braut, keltert und mischt, versteht auch etwas vom Destillieren".

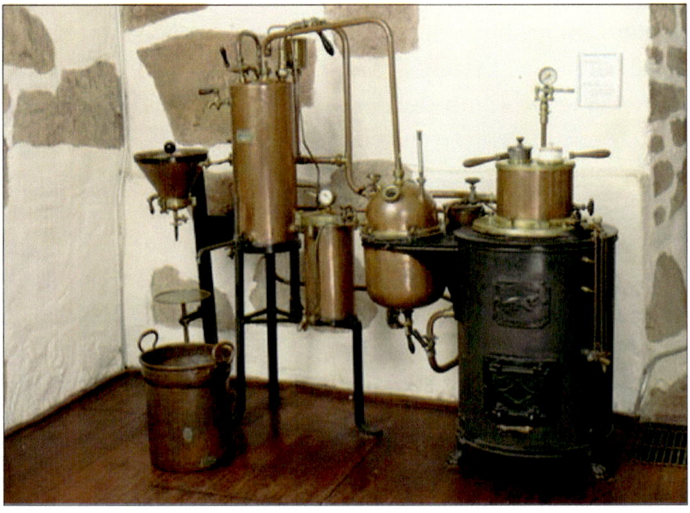

Ergänzend zu diesem Kapitel sei noch das von dem Oberweißbacher Pfarrer Johannes Paul *Friedel* (1694–1776) 1740 veröffentlichte Gespräch zitiert, dessen Schrift nach Angabe von G. Schmid sowohl in der Universitätsbibliothek Halle (heute auch in der UB Jena) als auch in der Landesbibliothek Rudolstadt (1937–2015 nicht mehr!) vorhanden war (eine der älteste Quellen zum Olitätenhandel!) – Es beginnt mit der Frage: „Warum nennet man euch Balsamträger, führet ihr denn Balsam zu verkaufen?", wonach sich folgendes Gespräch entwickelte:

„Man giebet uns gar mancherlei Namen, an vielen Orten heißen wir *Königseer*, anderswo *Thüringer, Wasserbrenner* und *Olitätenhändler*. Und weil die ersten Waren, so unsere Leute austrugen, meist in Balsam bestanden, ist der Name *Balsamträger* daher entstanden."

„Was führet ihr denn jetzo vor Waren, ich weiß ihr nehmet mir mein Fragen nicht übel, denn ihr traget ja alles zum Verkauf."

„Ehrwürdiger Herr, das Nachfragen hört ein Händler gern, denn es macht ihm Hoffnung Geld zu lösen. Ich meines Ortes führe unterschiedliche Spiritus, Wasser, Öle, Balsame, Essenzen, Tinkturen und Salze."

„Nennet mir doch eure Spiritus und Öle insonderheit."

„Ich habe den Spiritum *cornucervi* [Cornu Cervi: Hirschhorn], Salis salmoniaci annisati, tartari salis, desgleichen Campher-Spiritus, cephalicum und andere. Von Ölen führe ich Kümmel-, Wacholder-, Agtstein-, Camillen-, Lavendel-, Regenwürmer-, Ameisen-, Anis-, Tannzapfen-, Majoran-, Ziegelstein-Öl und noch andere. So finden Sie bei mir Essenzen, als Holz-Essenz, die von Bibergeil, Agtstein und dergleichen. Ich verkaufe allerlei wohlgebrannte und ihre Kraft habende Wasser, Schlag-, Ungarisch-, Brust-, Zimmet-Wasser und viele andere. Ich führe an Tinkturen die Korallen-, Stahl- und Herztinktur; an Balsam den Lebens-, Magen-, Schlag-, Schertzerischen Balsam und mehrere. Ich kann auch dienen mit allerlei Salzen, als da ist Wermut-, Benedikten-Tausengüldenkraut-Salz."

„Das sind ja lauter schöne Waren, so man sonst in Apotheken kaufet."

„Ehrwürdiger Herr, ich habe seit vierzig bis fünfzig Jahren vor viele hundert Taler obbenannter Waren in die Apotheken geliefert. Denn weil in unserem Lande die Waren in großer Menge von solchen *Laboranten* bereitet werden, die sich gänzlich darauf legen, so sind unsere Waren von ausnehmender Güte."

„Ich sollte meinen, daß die Apotheken euch zuwider wären?"

„Ja, so hat sich es in unserm Lande sonderlich geäußert, daß sie denen Laboranten Einhalt tun wollten, kamer daher bei der Hochfürstlichen

Regierung klagend an. Als aber die Sache untersucht ward, fand man, daß wenn ein Apotheker dreißig Gesellen in zehen Laboratoriis hielten, sie die Balsamträger nicht sattsam mit Waren versorgen könnten, massen wohl ein einziger Laborant hundert und mehr Händler an sich gehabt, welche die Waren in die Fremde geschaffet. Bliebe also denen Laboranten ihre Freiheit, die jedoch nicht eher, als mit der Obrigkeit Erlaubnis und nach ausgestandenem Examine ihre Sache treiben dürfen. – So reise ich nun bei 46 Jahre in die Niedersächsische Lande und habe manchen schönen Zentner Waren vertrieben, und meist bei hohen Herrschaften, vornehmen Ministern, Doktoren und Apothekern verkaufet, und bin mit solcher Gnade und Gunst angesehen worden, daß nun meine drei Söhne bei allen meinen Kundleuten wohl beliebet sind und gleichen Handel treiben."

„Werden denn eure Waren auch noch in anderen Landen, als in Niedersachsen geliebet und verkaufet?"

„Ja wohl, viele von den Unsern reisen durch ganz Kur-Sachsen bis ins Böhmische und Schlesische, viele durch Hessen, in Westfalen und Holland. Eine Menge wenden sich an den Rhein und Mosel; so finden auch viele ihre Nahrung und Gewerbe in Franken- und Schwabenlande, von Pommern, Mecklenburg und anderen nicht zu gedenken."

„Wie bringet ihr aber die Waren in so entfernte Land?"

„Wir packen ganze Kisten voll und schicken sie durch Fuhrleute bis in die Städte, wo wir unsere Niederlagen haben. Von dar nehmen wir sodann die Waren auf unsern Rücken und tragen sie feil."

„Ich gestehe es, ihr habt eine Nahrung, die ehrlich, dem gemeinen Wesen nützlich, die aber auch sehr beschwerlich und mühsam ist. Ei, welche saure Tritte werdet ihr über Berg und Tal, Felder und Wälder tun müssen, da ihr zugleich eine Last auf dem Rücken traget!"

„Ich freue mich, daß Ew. Ehrwürden eines armen Handelsmannes Arbeit und Gefahr zu schätzen weiß."

Gewidmet ist dieser Anhang an die Schrift „Treue Hirten-Sorge vor die Lämmer, Oder deutlicher Unterricht..." Johann Nicolaus *Lichtenheldt,* dem „kunsterfahrenen Laboranten und beliebten Olitätenhändler" in Meuselbach (s. auch im Kapitel „Hingfong").

Der organisierte Medizinhandel in Thüringen entwickelte sich erst nach dem Dreißigjährigen Krieg in der zweiten Hälfte des 17. Jahrhunderts.

G. Schmid zitiert aus dem genannten Werk des Pfarrers Friedel noch folgenden Abschnitt:

„Die Laboranten schaffeten sich gute Bücher an, es fanden sich bei ihnen geschickte Chymisten ein, von denen sie allerlei Handgriffe und Geheimnisse erlerneten; Etliche ließen ihre Söhne Medicinam studieren, und weil sie in täglicher Übung stunden, bekamen sie große Erfahrung und Geschicklichkeit, daß sie die Spiritus, Wasser, Öle usf. von besonderer Güte verfertigen und doch um einen leidlichen Preis liefern konnten."

Weiter ist bei G. Schmid dazu zu lesen – zugleich mit einer Erläuterung der speziellen Olitäten:

„Dies gilt also schon für die Zeit v o r 1740; wahrscheinlich steht dem Berichterstatter die zweite Hälfte des 17. Jahrhunderts vor Augen. Dem entsprechend sind die altertümlich anmutenden Mittel, wie etwa Agstein-, Regenwürmer-, Ziegelsteinöl, Spiritus cornucervi (d.h. des Hirschhorns), Bibergeil, Korallentinktur usf. zu beurteilen. Altertümlich sind sie in der Tat. Einige reichen sogar bis in die Antike zurück. Agstein, also Achat und andere edle Steine, gab es schon in der Suggestionstherapie der alten Perser. Bibergeil, geraspeltes Hirschhorn, Korallen, mit Öl gekochte Regenwürmer gehörten dem Arzneischatz der alten Griechen an. Das Verfahren, Öle mittels glühender Ziegelsteine zu destillieren, ist offenbar die Erfindung der Araber des Mittelalters (so bei Mesue d. Jüngeren, der um 1015 starb, angegeben). Arabischen Ursprungs ist auch das W o r t Balsam. Mehr oder weniger gehören alle diese und ähnliche Dinge bis ins 17. und 18. Jahrhundert hinein, ja in manchem bis heute, dem Bestand der amtlichen Stellen, den Apotheken, an. Gerade hier und bei den Ärzten, und vorher in den Klöstern, war das pharmazeutische Gut des Altertums ununterbrochen literarisch und in praktischer Übung übermittelt worden. Auch Ungarisch Wasser, ein unter anderen Namen seit dem 13. Jahrhundert gebräuchliches Rosmarinpräparat, gab es seit dem 17. Jahrhundert in den Apotheken. Ebenso fehlten hier seit Oswald Croll [1560–1609, Arzt, Pharmazeut und Alchemist] die als *Salia herbarum* empfohlenen Pflanzenaschen nicht, wie etwa Wermut-, Benedikten-, Tausendgüldenkraut-Salz, dieselben, die auch von Friedels Balsamträger genannt werden."

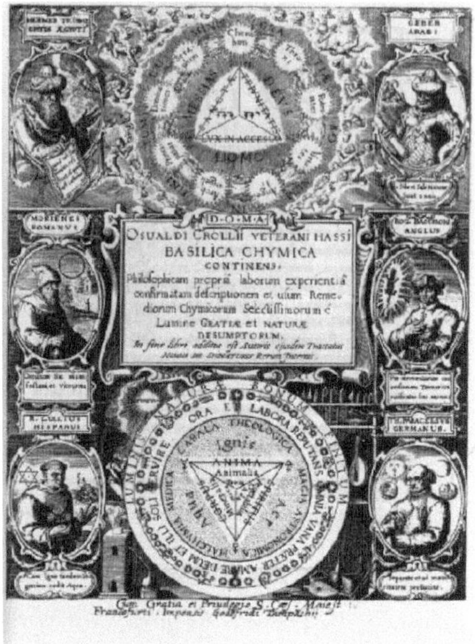

Auf die Entstehung des Balsam- und Olitätengewerbes in Thüringen geht ausführlich Herbert *Kühnert* ein. Er kommt anhand eines Dokuments der Schultheißen Hans Nicolai und C. Scherf aus Oberweißbach von 1664 nach der Zusammenfassung eines Abschnittes zum Balsamhandel zu folgendem Schluss:

„Und dann auch der Balsamhandel wie auch der Branntwein- und Wacholderbeerhandel! Dieser sei so groß, daß im einen oder anderen Dorf an die 10, 20, ja auch wohl mehr arme Bauern und Bürger wären, die diese Olitäten den Balsammachern (welche z. T. auf Pferden ritten, große Häuser gebaut oder ihre Häuser erweitert hätten) abkauften, während sie, die Waldleute und Balsamträger, selbst ihr liebes Brot damit verdienen könnten. Sie, die Schultheißen, bäten nun, daß gerade diese städtischen Gewerbetreibenden nach gebühr veranlagt werden sollten, und daß man die Dorfbewohner damit verschonen möchte. Was aber ihnen, den Dörflern, wirklich obläge, dessen wollten sie sich gewiß nicht entschlagen.

Aus diesen Ausführungen geht klar hervor, daß es damals, also am 21.7.1664, in den Dörfern des Amtes Schwarzburg-Königsee zwar schon zahlreiche Leute gab, die Balsam und andere ‚Olitäten' vertrieben, daß aber die Herstellung dieser Erzeugnisse ausschließlich solchen Personen vorbehalten war, die in der Stadt Königsee Bürgerrecht besaßen und damit der Privilegien teilhaftig waren, die in bezug auf Handel und Gewerbe dieser Stadt seit alter

Zeit, erstmalig in ihren Statuten vom Jahr 1365 verliehen worden waren. Daß der Verdienst, den diese Balsamträger davon hatten, daß sie gelegentlich im Winter solche Königseer Olitäten im Kober [= Tragkorb] *vertrieben, im Verhältnis zu dem, was die städtischen Erzeuger und Händler dabei verdienten, äußerst gering war, geht nicht nur aus den vorstehenden Äußerungen der Dorfschultheißen hervor, sondern auch daraus, daß sie in den am 23.7.1664 dem Amt eingereichten Verzeichnissen der gewerblichen Haupt- und Nebentätigkeit ihrer Dorfgenossen (...) den durch Balsamtragen erzielten Gewinn überhaupt nicht erwähnten. Vielleicht unterließen sie diese Angaben auch deshalb, weil es ihrem Gerechtigkeitsgefühl widerstrebte, daß die armseligen Balsamträger besteuert werden sollten, während sich die Gewerbetreibenden von Königsee und mit ihnen besonders die wohlhabenden Balsammacher, Destillatoren und Olitätenhändler weigerten, sich der ihnen von der Landesregierung angesonnenen Gewerbe- und ‚Hantierungssteuern' zu unterwerfen. Wie es scheint, dauerte es fast zehn Jahre, bis auch die Stadt Königsee sich dazu bequemte, die geforderte Veranlagung durchzuführen. Die älteste und vermutlich erste diesbezügliche Veranlagungsliste der Bürgerschaft von Königsee stammt aus dem Jahre 1673..."*

Kühnert führt dann 11 Personen an, die damals im Laborantenwesen in Königsee tätig waren. Außer vier Balsamträgern sind diese:
Christoph Eisentraut, Bürgermeister, Apotheker und Mälzer,
‚Herr' Martin Albrecht Thür (auch ‚Thier'), ‚Chymicus' und Destillator,
Jacob Webigß (‚Weniges', ‚Wenig'), Balsammacher, Destillator und Mälzer,
Bürgermeister Georg Enders, Handelsmann und Mälzer,
Conrad Gutheil, Destillator,
Hans Simon Neuberg (?), Fenstermacher und Destillator."

Anhand seiner Quellen und Archivalien, die ausführlich dargestellt bzw. auch zitiert sind, kommt Kühnert zu folgender Feststellung:
„Wir müssen also festhalten, daß in der Schwarzburgischen Oberherrschaft, insbesondere im Amt Schwarzburg-Königsee, bis in die Zeit nach dem 30jährigen Krieg die ländliche Bevölkerung grundsätzlich von einer gewerbsmäßigen Ausübung des Destillatorengewerbes ausgeschlossen war und daß sich die wenigen Ausnahmen, (...), auf solche Dorfbewohner beschränkten, die ihre Tätigkeit im Zusammenhang mit den Bedürfnissen eines herrschaftlichen Schlosses (z. B. Rudolstadt, Leutenberg, Schwarzburg) ausübten. Eine Durchbrechung dieses Grundsatzes war nur auf illegalem Weg möglich und wurde, wenn sie zur Kenntnis der Landesregierung oder der Amtsverwaltung gelangte, streng bestraft.

Das gleiche gilt für dieselbe Zeit und für den gleichen Personenkreis hinsichtlich der gewerbsmäßigen Herstellung von Heilmitteln. Das, was die Hofapotheken zu Arnstadt und Rudolstadt eta an Mineralien und Kräutern zur Herstellung ihrer Heilmittel vn den Waldämtern her benötigten, ließen sie sich meist auf dem Weg über die Amtleute zu Gehren und Schwarzburg besorgen...“

Berufe im Olitätengewerbe

Buckelapotheker

(Gruppe der *Reffträger, Balsamträger, Olitätenhändler* und *Königseer* – s.o.)

Harzscharrer

1679 erschien in Jena von Johann Conrad Axt das Buch „*Tractatus de arboribus coniferis et pice conficienda*“ (Traktat über die zapfentragenden und pechliefernden Bäume). Darin ist die folgende Abbildung enthalten:

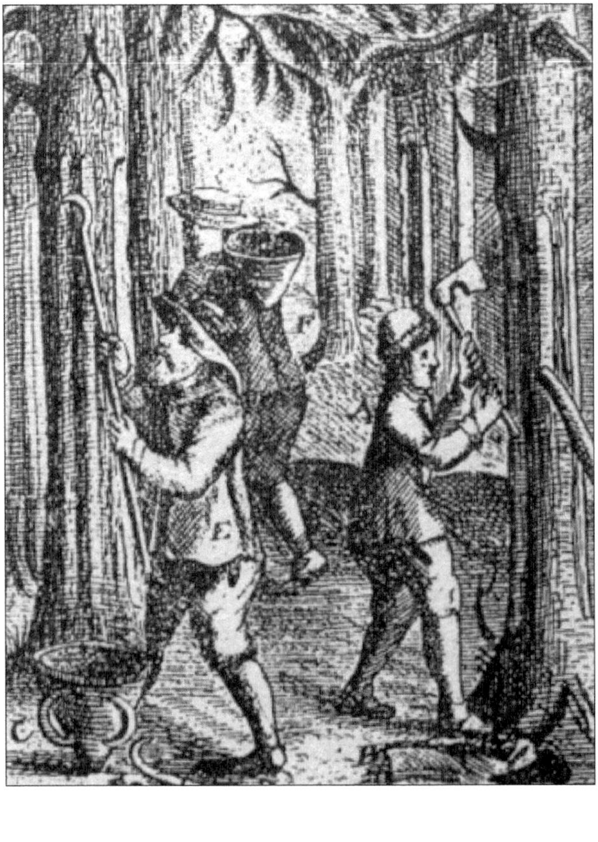

Die Arbeit der *Harzscharrer* lässt sich wie folgt beschreiben: Der Mann rechts schlägt mit dem Beil Rinnen oder Streifen, *Lachten* genannt, in den Baum, woraus der Saft der Konifere heraustritt. Er erstarrt an der Luft zum Harz und wird dann mit einem speziell dafür geformten *Harzmesser* an der langen Stange von dem Mann links abgekratzt. Der dritte Mann sammelt das Harz dann in einem besonderen trichterförmigen Tragekorb, die *Harzmeste*, der aus Ebereschen- oder Fichtenrinde bestand – auch vorn links zu sehen. Der kurze Überrock der Harzscharrer wurde als *Harzkappe* bezeichnet.

Pechsieder

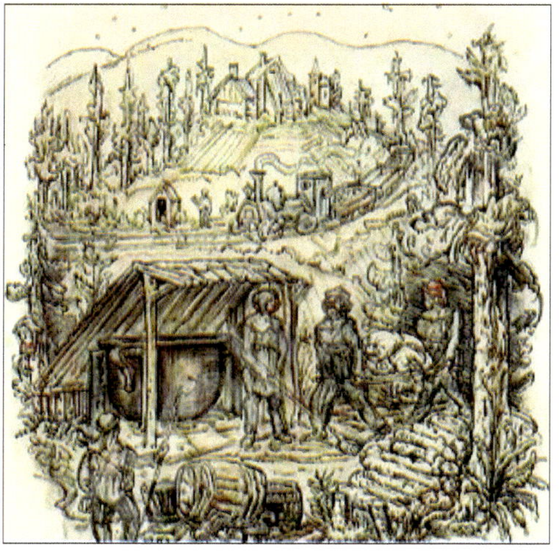

Alfred Kubin: Pechsiederei

Pechsiedereien im Wald gewannen aus zwei bis drei Zentnern (50 kg) Harz etwa 1 Zentner Pech. Als Abfallprodukte (*Griefen*) fielen Ruß und Wagenschmiere an. Erst später lernte man aus dem Harz auch Produkte für Heilmittel zu gewinnen – vor allem Kolophonium (ein hellgelbes bis dunkelrotes, hartes, sprödes Harz) und Terpentin (farblose, brennbare angenehm riechende Flüssigkeit). Diese Produkte konnte man aus dem aus den Rinden von Koniferen (Kiefern und Lärchen) austretendem zähflüssigen Balsam nur durch Destillation gewinnen.

Kustensteiger

Über diesen Beruf berichtete der Cursdorfer Förster Anton Möller in August Elsäßers Buch „Das Kirchspiel Oberweißbach im Wandel der Zeiten“ (1929):

„Eine lebensgefährliche Beschäftigung wurde zur Herbstzeit ausgeführt, nämlich das Kustensteigen. Die Kusten oder Tannenzapfen wachsen bekanntlich an den Enden der Tannenäste und sind vom Stamm aus schwer zu bekommen. Hatte ein Kustensteiger aber eine Tanne abgeleert und stand oben am Gipfel, so hätte er aus gewaltiger Höhe wieder herunterklettern und auf einen anderen Baum steigen müssen, was sehr zeitraubend gewesen wäre. Beherzte Steiger aber, wenn sie oben im Gipfel klemmen, wiegten denselben solange hin und her, bis sie einen neuen Giebel der nahestehenden Tannen blitzschnell erfangen und sich daraufschwingen konnten, wenn sie nicht mit dem Hosenlatze hängenblieben. Solche Extratouren, ähnlich dem Klettern der Eichhörnchen, konnten nur von verwegenen Männern ausgeführt werden. Nicht selten kam es vor, daß einer von ihnen seine Waghalsigkeit mit schweren Verletzungen oder gar dem Tode bezahlen mußte, wenn er aus Turmeshöhe abstürzte.“

Spanschachtelmacher

In seiner „Landeskunde des Fürstenthums Schwarzburg-Rudolstadt“ (1862/63) berichtete B. Sigismund auch über die Spanschachtelmacherei als einen bedeutenden Zweig des Olitätenhandels:

„Man fertigt Schachteln von jeder Größe, die meisten sind geleimt, gewisse für Amerika bestellte Sorten müssen mit Metallstiften genietet werden. Die Arbeiten (immer helfen dem Vater Frau und Kinder, so oft das Hauswesen oder Schule eine Stunde freilassen) verstehen ihre einfachen Werkzeuge so fertigt zu handhaben, daß man über ihre Leistungen erstaunt. Ich sah einen Knaben in 5 Minuten 700 Deckel aus den dazu gespaltenen Brettchen ausmeiseln. Jede Schachtel geht 12 bis 13 mal durch die Hand. Nur dann, wenn der Familienvater 1000 Stück zu Stande bringt (was bloß in den Schulferien möglich ist), >wird etwas verdient<; ...“

Glasmacher

Auch die Glasindustrie spielte im Olitätenhandel eine besondere Rolle. In einer Museumsschrift aus Lauscha, zitiert von A. Werlich, ist zu lesen:

„Von besonderer Bedeutung für den Medizinalhandel war natürlich die Glasindustrie, denn wie sollten die Händler ihre vorwiegend flüssigen Arzneien transportieren, wenn nicht in Flaschen und Gläsern.

Es ist ja bekannt, daß die Glasherstellung einer der typischen Thüringer Industriezweige auch heute noch ist. Besonders in der Gegend um Lauscha und Neuhaus gibt es eine Reihe glasverarbeitender und glasherstellender Betriebe. Die Ursache ihrer Entstehung in diesem Gebiet war sicher nicht der Olitätenhandel, denn die sogenannte >Mutterglashütte< in Lauscha bestand schon seit dem Jahre 1597, seit 1455 ist in Judenbach eine Glashütte nachweisbar. In späteren Jahren nahm die Produktion von Balsamflaschen einen breiten Raum ein. Diese kleinen Fläschchen sind in den verschiedensten Formen hervorgebracht worden, von der einfachsten Röhrenform bis zur barocken Flaschenform. Dabei wurde oft eine erstaunliche Sorgfalt bei ihrer Herstellung angewandt. Sie wurden lange Zeit hindurch nur mit dem Munde – mittels der >Glasmacherpfeife< – geblasen, ohne Zuhilfenahme einer Form...“

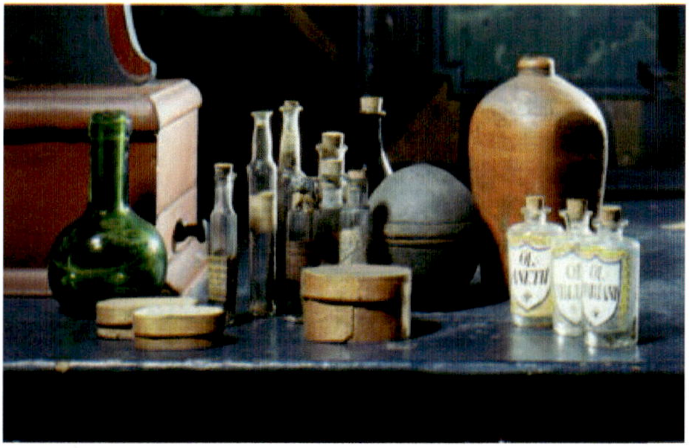

Flaschen und andere Behältnisse in der Laborantenapotheke des Freilichtmuseums Thüringer Bauernhäuser in Rudolstadt
(Fotoarchiv Thüringer Landesmuseum Heidecksburg)

DER APOTHEKER UND LABORANT JOHANN MATTHIAS MYLIUS

Eine der bedeutenden Persönlichkeiten des Olitätenhandels in dieser Zeit war Johann Matthias *Mylius* (1634–1678). Sein Großvater soll schon als *Destillateur* in Königsee gewirkt haben. Sein Vater studierte Theologie und wurde Pfarrer in Oberweißbach. Seinen Sohn ließ er zum Apotheker ausbilden – Einzelheiten über dessen Ausbildung sind nicht bekannt. 1660 (nach anderen Quelle 1664) eröffnete Mylius in Breitenbach (heute Großbreitenbach), das seit 1551 das Marktrecht besaß und 1621 zum Stadtflecken erhoben wurde, eine Apotheke.

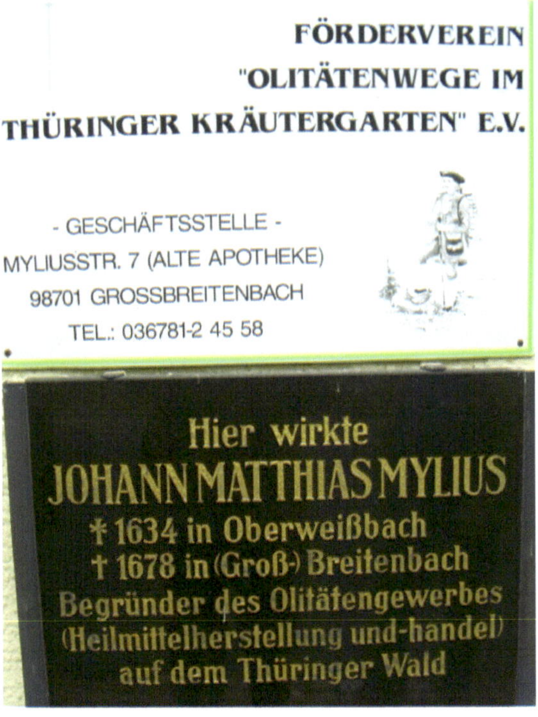
FÖRDERVEREIN
"OLITÄTENWEGE IM
THÜRINGER KRÄUTERGARTEN" E.V.
- GESCHÄFTSSTELLE -
MYLIUSSTR. 7 (ALTE APOTHEKE)
98701 GROSSBREITENBACH
TEL.: 036781-2 45 58
Hier wirkte
JOHANN MATTHIAS MYLIUS
* 1634 in Oberweißbach
† 1678 in (Groß-) Breitenbach
Begründer des Olitätengewerbes
(Heilmittelherstellung und -handel)
auf dem Thüringer Wald

Tafel an der Alten Apotheke in Großbreitenbach

Zur Herstellung des *Schwefelbalsams* konnte er das Leinöl aus der Ölschröte in Friedersdorf und den Schwefel von der Wallbrücke verwenden. Wallbrücke (Gasthaus) ist eine Stelle, die nach dem Holzstieg benannte wurde, der früher den *Walle* (die Grenze) zwischen den Grafschaften Schwarzburg-Sondershausen und Schwarzburg-Rudolstadt überbrückte. Hier befanden sich Lagerstätten von Alaunschiefer, Kupfer und Schwefelverbindungen, die vor etwa 400 Millionen Jahren entstanden waren, als Glutströme den damaligen silurischen Meeres-boden aufrissen. Tonschieferschichten lagerten sich ab und nach dem Rückfluten des Meeres entstanden die genannten Lagerstätten durch Oxidation aus Pyritbeimengungen (Pyrit: Eisen-(Schwefel)kies), die erstmals um 1533 abgebaut wurden. 1575 lieferte die als „Stänkerhütte" bezeichnete Hütte nach Schwarzburger Amtsrechnungen u.a. gelben Schwefel an Apotheken bis nach Arnstadt, Rudolstadt und nach Franken. Die von

Mylius hergestellt schwefelhaltige balsamische Salbe sollte vor „Gicht, Aussatz, Flechten und Pest bewahren oder aber die Knoten, Geschwüre, Ekzeme und Beulen des Pestkranken zum Schwinden bringen“ (O. Ludwig). 1643 waren im Dreißigjährigen Krieg die Anlagen abgebrannt, Mylius, der 1669 auch Bürgermeister von Breitenbach geworden war, setzte sie mit finanzieller Unterstützung der Schwarzburger Territorialherren wieder in Stand.
In der bereits zitierten Schrift des Pfarrers Johann Paul *Friedel*, 1776 in Königsee verstorben, zuvor Pfarrer in Oberweißbach, ist auch über *Johannes Mylius* zu lesen – über den der genannte Balsamträger berichtet:
„*Johanns Mylius*, sonst Möller genannt, Oberweißbachischer treuverdienter Pfarrer, hatten einen Sohn, Namens *Johannes Matthias Mylius*, der war ein kunsterfahrener Apotheker in Breitenbach, so ein feiner Flecken im Schwarzburg-Sondershausischen ist, drei Stunden von uns gelegen. Als nun dieser einen und andern nützlichen Balsam, sonderlich *Balsamum sulphuris*, verfertigte, so hatte ein Mann aus Oberweißbach, Namens *Lorenz Anders*, zu der Zeit, wenn die Holzarbeit ruhet (welches meist der Winter war) solchen Balsam von dem damals wohlberufenen Herrn *Johann Matthias* (Mylius) und trug ihn in Schachteln gepacket in einem Kober [Tragkorb] hinunter ins platte Thüringer Land. Und weil sich dieser in kurzer Zeit dabei aufnahm, folgete ein anderer, *Hans Walther*, insgemein Junckers Hans genannt, seinem Exempel, welcher ebenfalls glücklich war.

Dieser aber frischete diese Männer an, daß sie selber Hand anlegeten und einige Sachen laboriereten. Sie macheten den Wacholdersaft, wozu eine Menge Beere vorhanden, desgleichen Tannenzapfen-Öl und anderes. Ja *Hans Walther* lernte gar das Wasserbrennen bei einem Apotheker in *Nordhausen*, und dadurch kam man immer weiter.“
Pfarrer:

„Blieb denn diese Nahrung lange in eurem *Oberweißbach* alleine?“

„Nein, Herre, denn obgedachter *Hans Walther* hatten einen Bruder, welcher *Balthasar* hieß, und Schulmeister in *Döschnitz* war; derselbe ward eines Vergehens wegen des Dienstes entsetzet, und weil er des Laborierens kundig war, hat er sich bald in diesem, bald in jenem Walddorfe bei Solchen aufgehalten, die das Laborieren auch lernen und diese profitable Nahrung ergreifen wollten. Da entstunden nun in *Döschnitz, Meura, Deesbach, Cursdorf, Mellenbach, Meiselbach, Böhlen* und anderen Orten Laboranten. Die Königseer aber, das sind die Händler, so die Waren wegtrugen, überall bekannt und ihre Waren sehr beliebet.“

SCHWEFELBALSAME – ALS ERSTE BEKANNTE HEILMITTEL

Sie werden als Zubereitungen in der Zeit der Chemiatrie (Kunstwort aus Chemie und Iatros, griech. Arzt), Vorläuferin der pharmazeutischen Chemie im 17. Jahrhundert, aus Schwefel und fetten Ölen (auch Terpentin) hergestellt. Lateinisch wurden sie als *Oleum Lini sulfuratum* und *Oleum Terebinthinae sulfuratum* (= Harlemer Balsam) bezeichnet – beide noch im Deutschen Arzneibuch (DAB 1) von 1872 und in den Ergänzungsbüchern. Im Volk schätzte man Schwefelbalsame als Allheilmittel. Sie wurden auch außerhalb der Apotheken hergestellt und ambulant verkauft – nämlich durch die Laboranten u.a. in Thüringen (auch im Erzgebirge und in Schlesien) und im Olitätenhandel bis in das 19. Jahrhundert vertrieben. Schwefelbalsame gehören zu den frühen *Spezialitäten*, deren Bestandteile – im Unterschied zu den *Geheimmitteln* seit dem 17. Jahrhundert – seit dem 19. Jahrhundert bekannt waren.

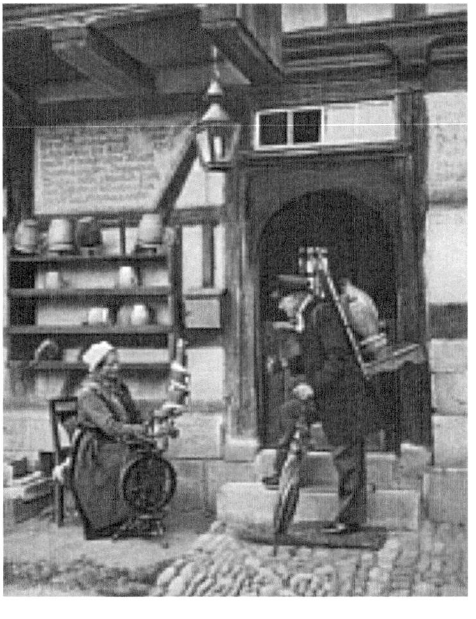

Schwarzburgischer Balsamträger

Im *Drogisten Lexikon* von Hans Irion (Dritter Band, Springer 1958) ist darüber zu lesen:

„Oleum Lini sulfuratum. Geschwefeltes Leinöl. Erg. B. 6

Schwefelbalsam. Balsamum sulfuris.

Leinöl 850,0 / Gereinigter Schwefel 150,0

Dem in einem geräumigen (eisernen oder irdenen) Gefäß auf etwa 130° erhitzten Leinöl wird der gut getrocknete Schwefel allmählich zugesetzt. Unter Umrühren wird so lange weiter erhitzt, bis eine zähe, rotbraune, gleichmäßige Masse entstanden ist, die sich in Terpentinöl vollkommen löst. Beim Erhitzen ist ein Aufschäumen zu vermeiden.
Geschwefeltes Leinöl ist zähe, rotbraun und löst sich in Terpentin vollkommen.
***Verwendung**. Als Einreibung unverdünnt."*

In „Meyers Großes Konversations-Lexikon" (Band 18, Leipzig 1909, S. 157) wird berichtet:
***„Schwefelbalsam** (geschwefeltes Leinöl, Oleum lini sulfuratum, Balsamum sulfuris), eine durch Kochen erhaltene Lösung von 1 Teil Schwefel in 6 Teilen Leinöl, ist zähflüssig, rotbraun, wurde ehemals gegen mancherlei Krankheiten benutzt. Eine Lösung in 3 Teilen Terpentinöl wird als S. (Haarlemer Balsam, O. terebinthiniae sulfuratum, B. sulfuris terebinthinatum) als Universalmittel angewandt, auch als Geheimmittel angepriesen..."*
Schwefelbalsam war nach Hermann Schelenz (Geschichte der Pharmazie, S. 454) vermutlich schon den Arabern bekannt. Der Kaufmannssohn Mathias *Schmidt* geb. 1582 in Nürnberg), zuletzt Kriegsmunitionsfaktor beim Octavio Piccolomini (1599–1656, kaiserlicher General Wallensteins) in Schmalkaden und dort nach dem Dreißigjährigen Krieg 1655 verstorben, stellte Schwefelbalsam an diesem Ort als Spezialmittel oder Geheimmittel her und brachte ihn als *Schmalkaldischer* oder *Schmidtscher Balsam* in den Handel. Bereits vor 1619 hatte er vom Kaiser (des Heiligen Römischen Reiches) Matthias (1557–1619) ein Privileg auf seinen Handel erhalten. Medizinhistorisch ist wesentlich, dass zu dieser Zeit auch in Thüringen (wie in der Chronik von Sitzendorf vermerkt – u.a. 1611, dann 1625/26, 1635 – nach dem Einfall der Schweden ab 1612) *Pestepidemien* herrschten und man daher nach Geheimmitteln suchte, die alles, auch die Pest heilen sollten.
Welch große Bedeutung *Schwefelbalsame* seit Samuel *Hahnemann* (1755–1843) hatten, verdeutlicht der im Folgenden zitierte Text aus „Hahnemanns Apotheker-Lexikon" (unter dem Stichwort „Schwefel") – er verdeutlicht auch die Schwierigkeiten bei der Herstellung, jedoch mit einer abschließend negativen Bewertung des historischen Gebrauchs (in 2. Abt., 2. Teil, Leipzig 1799, S. 180ff):
„Der Schwefel löset sich auch in allerley Oelen, doch nur in der Wärme auf, wodurch **Schwefelbalsame** (*Balsama sulphuris*), Flüssigkeiten von rother und rothbrauner Farbe, stinkendem hepatischem Geruche, und widrigem Geschmacke entstehen. Die fetten Oele lösen den vierten Theil, die ätherischen achten

Theil ihres Gewichts und einige noch weniger vom Schwefel auf. Da aber die Bereitung der Schwefelbalsame, vorzüglich mit ätherischen Oelen, wenn sie nach alter Methode geradezu mit dem Schwefel vereinigt werden sollen, der leichten Entzündung wegen gefährlich sein kann, so muß man nicht nur bei Bereitung jeden Schwefelbalsams sehr behutsam zu Werke gehen, sondern auch nach neuerer Art eine Verbindung fetter Oele mit **Schwefelbalsammutter** (*Corpus pro balsamo sulphuris, Balsamum sulphuris crassum*) vorräthig haben, mit der man durch Digestion die zugesetzten andern, vorzüglich ätherischen Oele vereinigt. Die Schwefelbalsammutter wird am besten verfertigt, wenn man vier Theile Leinöl in einem glasurten Topfe sieden läßt, und Einen Theil gepülverten Schwefel nach und nach skrupelweise hinein trägt, um das starke Aufschäumen, Ueberlaufen, und Entzünden zu verhüten, wobei alles mit einem hölzernen Spatel umgerührt wird. So löset sich der Schwefel augenblicklich auf. Sollte sich die Mischung ja entzünden, so wird der Topf mit einer genau schließenden Stürze augenblicklich verdeckt, sogleich vom Feuer genommen, und die Fuge mit Lehm verstrichen. Nach der Sättigung mit dem Schwefel wird diese Schefelbalsammutter zu einer zähen, ziemlich festen, schwärzlichten Masse. Wird nun ein Theil derselben mit fünf Theilen irgend eines ätherischen Oels in einem locker verdeckten, hohen Glaskolben im Sandbade bis zur völligen Auflösung digerirt, so entsteht, wenn Terbenthinöl dazu genommen worden, **Terbenthinschwefelbalsam** (*Balsamum sulphuris Rulandi, s. terebinthinatum*), oder mit Anisöl *Balsamum sulphuris anisatum*, oder mit Bernsteinöl *Bals. Sulph. Succinatum*, oder mit Bergöl *Bals. Sulph. Barbadense, s. cum olec petrae*, u.s.w. und so können auch andre ausgepreßte Oele mit der Schwefelbalsammutter verbunden werden, z.B. Mandelöl (*Bals. Sulph. amygdalatum*) *u.s.w.*

Die Schwefelbalsame, am meisten die mit ätherischen Oelen, sind ekelhafte, äusserst erhitzende Substanzen, die die Alten bei innern und äussern Geschwüren mit schlaffer, kalter Körperbeschaffenheit, so wie in schleimiger Engbrüstigkeit, in alten Katarrhen und Wassersucht zu einigen (sogar 15 bis 30) Tropfen gaben, und die noch heutiges Tages von den wandernden Pöbelapothekern den sogenannten Ungarn, Schachtelträgern und Königseeern dem bedauernswürdigen Landmann zur vermeintlichen Hülfe aufgedrungen werden, oft sehr am unrechten Orte."

Der im Buch von Völker genannte *Hans Walther* soll dem beschriebenen Schwefelbalsam noch *Wachholdersaft* und *Tannenzapfenöl* zugesetzt haben.

Im 1793 erschienen „Deutschen Apothekerbuch nach neuern und richtigen Kenntnissen in der Pharmakologie und Pharmacie" (von „Doktor Schlegel und

Apotheker Wiegleb"), Band 2, ist über die Herstellung des **Wachholdersaftes** (*Roob Juniperi baccarum*) zu lesen:
„Zerquetsche und koche sie [Beeren] mit einer zureichenden Menge Wasser. Seihe darauf die Flüssigkeit durch ein Tuch und drücke sie aus, setze nun noch den vierten Theil Zucker darzu, und koche es bey einem gelinden Feuer bis zur Honigdicke ein."

Wacholderbeeren, die in Deutschland besonders in Thüringen, im Fichtelgebirge und auch in der Lüneburger Heide beheimatet sind, weisen einen charakteristischen terpentin- bis coniferenartigen Geruch auf und enthalten u.a. Terpineol und Pinen sowie Gerbstoffglykoside. Hippokrates verwendete sie äußerlich zur Behandlung von Fisteln und Wunden – und Räucherungen mit den aromatischen Beeren galten im Mittelalter als wirksamer Schutz vor der Pest.

Tannenzapfenöl gehört noch heute zu den Produkten einer Aromatherapie. Es wurde auch als *Templinöl* (Edeltannöl) bezeichnet und vor allem im Thüringer Wald (aber auch in der Schweiz) aus den einjährigen Zapfen und Samen der Edeltanne (*Abies pectinata*) durch eine Wasserdampfdestillation gewonnen. Es ist farblos, riecht sehr angenehm nach Orangenblüten und enthält vor allem Pinen, Limonen und ein wenig Bornylacetat.

Der Apotheker LUDWIG BECHSTEIN über die Laboranten und Balsamträger

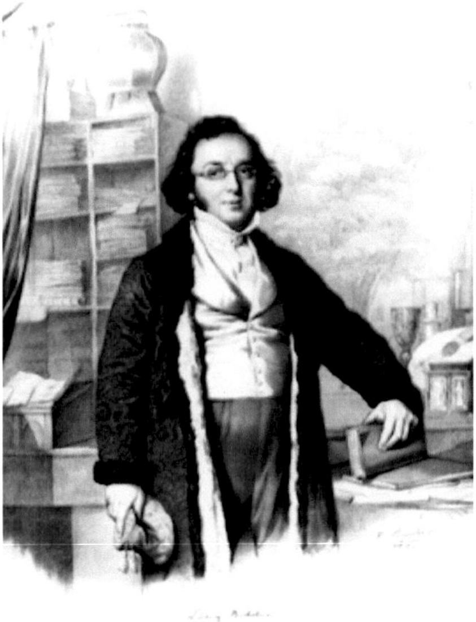

Ludwig Bechstein um 1847

Der gelernte Apotheker Ludwig *Bechstein* (1801–1860), der vor allem durch die von ihm herausgegebenen Volksmärchen bis heute bekannt ist, wurde in Weimar geboren. Als unehelicher Sohn von Johanna Carolina Dorothea Bechstein und eines französischen Emigranten wurde er 1810 von seinem Onkel Johann Matthäus Bechstein (1757–1822, Naturforscher, ab 1800 Direktor der 1801 eröffneten Lehranstalt für Forst- und Jagdkunde in Dreißigacker bei Meiningen) adoptiert. Dieser ermöglichte Ludwig Bechstein den Besuch des Gymnasiums in Meiningen. Von 1818 bis 1821 absolvierte er eine Apothekenlehre in Arnstadt – in der *Kühnschen Apotheke* unter der Galerie am Marktplatz , wo er bis 1824 auch noch als Gehilfe tätig war. In einem Text der Stadt Arnstadt heißt es: „Zu seinen Pflichten gehörte es, die Apotheke auszukehren, den Laden zu öffnen und zu schließen, Kessel und Mensuren zu scheuern und zu putzen. Gerade aber das Experimentieren, das hauptsächlich für die Berufswahl bestimmend gewesen war, blieb ihm versagt. Nach mehrmaligem Nachfragen, warum er dies nicht tun dürfe, wurde ihn eröffnet, dass das nur dem Prinzipal vorbehalten sei.“

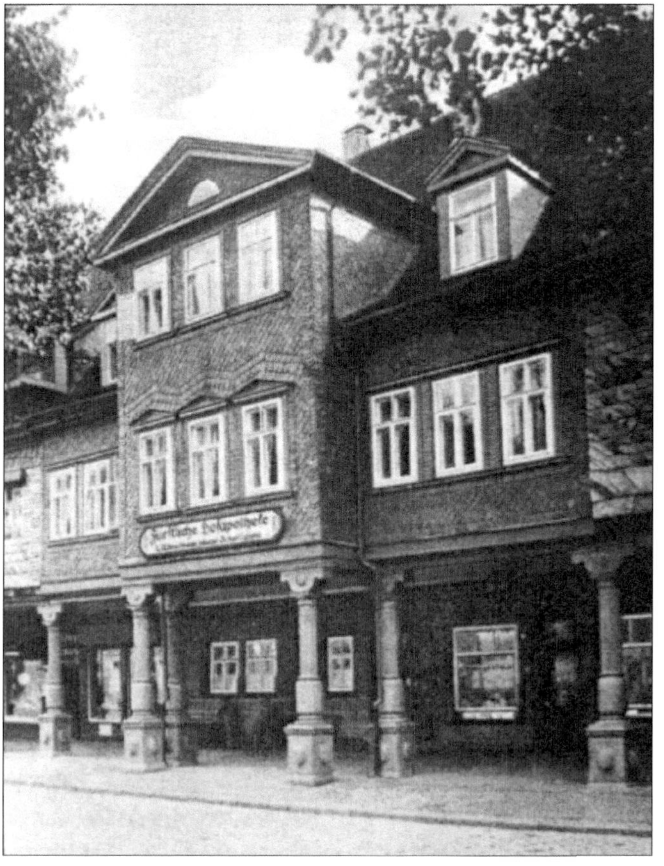

Arnstadt: Ehemalige Fürstliche Hofapotheke am Marktplatz – aus: „Geschichte der Apotheke unter der Galerie" von P. Thalmann

Auf die Zeit um 1540 ist die Tätigkeit eines ersten Apothekers durch den Grafen Günther XL. zurückzuführen. 1542 befand sich die Apotheke im *Christoph* hinter der späteren *Neuen Kirche*, 1543 jedoch wurde sie auf den Markt in das Haus an der Ostseite „unter der Galerie" verlegt.
Ab 1799 war Johann Karl Friedrich *Kühn* aus Ilmenau Apotheker in Arnstadt. Über die Zeit von Bechstein in der Kühnschen Apotheke schrieb P. Thalmann: *„Unter Kühns Leitung hatte die Apotheke die Ehre, einen Dichter als Lehrling und Gehülfen wirken zu sehen, der 1818 eingetreten war, 4 Lehrjahre ‚ausstand', wie es in einem Innungsbriefe lauten würde, und dann noch 2 Jahre dort als Gehülfe tätig war. Es war der am 24. Nov. 1801 in Weimar geborene* Ludwig Bechstein.

Bis 1826 war er als Apothekergehilfe in Meiningen und bis 1828 als Provisor in der Schwan-Apotheke in Salzungen tätig. Nach einem Studium der Philosophie, Geschichte und Literatur aufgrund eines Stipendiums des Herzogs Bernhard II. von Sachsen-Meiningen in Leipzig und München wurde er 1831 herzoglicher Bibliothekar in Meiningen, ab 1848 Leiter und Archivar des Gemeinschaftlichen Hennebergischen Archivs.
Ludwig *Bechstein* schrieb (in „Thüringen in der Gegenwart; als eine Festgabe zur tausendjährigen Jubelfeier des deutschen Reichs und zum ersten großen Thüringer Sängerbundes-Feste in Molsdorf am 16. August 1843 gewidmet“, Gotha 1843 – S. 213–214):
„Schwarzburg Rudolstadt, dessen Oberherrschaft auf dem Walde neben andern an die Sondershäuser angrenzt, hat in diesem Landestheile und namentlich im Amt Königsee ungemein schwungreichen Waldhandel, Fuhrwesen, Flößerei, Glas- und Eisenhüttenbetrieb, Webereien, Spinnereien, Droguen- und ebenfalls Olitätenhandel. In Königsee selbst sind 1 Steingutfabrik, viele Mühlen, Liqueurfabriken u. dgl. Besonders interessant ist aber die Medikamentenfabrikation des gewerblichen Amtsfleckens Oberweißbach, von wo aus die Königseer Laboranten und Balsamträger ganz Deutschland überzogen. Längst ist die Fabrikation unter medizinalpolizeiliche Aufsicht gestellt, und es ist von Arkanen keine Rede mehr, ich kann mich aber aus meinen Jugendjahren her dieser Balsamträger, wie sie sonst hausirten, noch gar wohl erinnern. Es waren meist kräftige Männer, in halb ländlicher, halb städtischer Tracht, sie trugen auf dem Rücken ein einfaches Holzreff, bestehend aus dem Rückenbrett mit Achselbändern, daran unten ein Querbett befestigt war, auf dem die Tracht ruhte. Diese bestand aus 4 bis 5 großen aufeinander gestellten Schachteln, und jede derselben enthielt nun hunderte von Gläschen, Schächtelchen, Büchschen und Pülverchen. Da gab es Allen Schwefelbalsam, Bitteressenz, Laxirtropfen, Hoffmann'sche (Liquor anodyn. Hoffmanni)*, dann Teichmeier'schen Lebensbalsam, Lebenselixir, Wunderbalsam etc., um jedes Gläschen sorglich ein gedruckter Gebrauchszettel gewickelt, dann weißen und grünen Schnupftabak, Schneeberger, Hufeland, heilsam gegen alle Uebel, alle Flüsse, gerechtes Hirn- und Hauptpulver; es gab Brustpulver, Schreipulver, Schlafpulver, Schreckpulver; balsamische, Visceral-, Immanuels-, Polychrest-, Laxir- und andere Pillen, Frost-, Wund-, Zehr-, Heft- und Heilpflaster u. dgl. Mit angenehmem Grauen sah ich bei einem solchen Mann den ersten Alraun, und hörte mit offenem Munde die Wundergeschichte seines Entstehens und seiner Gewinnung. Und lange nachher, als die Thore der Städte sich diesem, allerdings zu Mißbrauch führenden Handel mit Arzneien, deren Mischung geheim gehalten ward, geschlossen, waren die Balsamträger in*

Haus und Hütte des Landmannes noch willkommene Gäste, denn irgend ein Leiden fehlt dort selten, gegen das man nicht gerne um wenige Groschen Abhülfe kaufte. Und sie wandern heute noch, diese thüringischen Balsamträger, tragen aber weit, weit von der Heimath hinweg ihre Heilmittel, in die Ebenen Polens, nach Siebenbürgen, und in die Thäler der Schweizer-Alpen. Doch habe ich von guter Hand, daß sich zu Berlin eine heimliche Niederlage dieser thüringische Olitäten befindet, und reichen Absatz nach Ostpreußen, Pommern und Polen hat. Man erzählt von einem Balsamträger, er habe zwei Frauen, eine zu Berlin, die andere auf dem Walde. Die ganze Umgegend von Oberweißbach, namentlich Meura und viele meiningische Orte helfen diesen Erwerbszweig mitbetreiben, außerdem aber ist der Wald belebt von Mühlen, Hämmern, Glashütten, und in Katzhütte ist eine Eisengießerei, die treffliche Arbeiten liefert. In Neuhaus werden, wie in der Lausche und Igelshieb, zahllose Glasperlen, Glasspielsachen, Thermometer, Barometer, auch sonstige physikalischem und chemischem Gebrauch dienende Geräthschaften aus Glas gefertigt. Im Amte Paulinzelle hat der Ort Singen einen botanischen Tauschverein, in Stadtilm ist Großuhren-Fabrikation, Tuch-, Zeuch- und Barchent-Weberei, starker Holzhandel, durch die Ilmflöße begünstigt. Im Rudolstädter Amte Blankenburg ist Lavendelbau ein vorzugsweise betriebener Industriezweig, auch hat die Stadt gleiches Namens eine Leder-Fabrik und Gerbereien…“

In frühen Novellen Bechsteins – „Der Lehrling zum König Salomo“ (1832) und „Der Gehilfe zum König Salomo“ (1835) – erlernt der 17-jährige Ludolph die *„edle Apothekerkunst“* (als Reminiszenz an Bechsteins Zeit in der Apotheke zu Arnstadt) und lässt ihn träumen:

„…nun selbst eine Apotheke zu etablieren, einfacher als die einfachste homöopathische, diese sollte nur ein einziges Gefäß enthalten, und dies ein einziges Mittel. Auf der Flasche sollte mit großen Goldbuchstaben stehen: Lebenselixier…“

Rezepturen ausgewählter historischer Olitäten

Reinhold Sigismund geht in seinem Beitrag zur „Thüringer Industrie – Der Medicinhandel“ (erschienen in der Zeitschrift „Die Gartenlaube“ 1873) davon aus, dass in *„der ersten Zeit der Haupthandel der Balsamträger in destillirten oder gebrannten Wassern aus unzähligen Pflanzen, deren man herzstärkende Kraft beilegte, und aus Branntwein, der im Mittelalter nur als Arznei gebraucht wurde“* bestanden habe. Er nennt das Jahr 1579, in dem in Schweden „geistige Wasser als Heilmittel in der Pestzeit durch königliche Verordnung eingeführt“ worden seien.
Das bedeutendste Destillierbuch dieser Zeit war das von Straßburger Wundarzt *Brunschwig* (geb. vor 1450, gest. 1513) 1500 publizierte Werk „Liber des Arte destillandi de Simplicibus“ (mehrmals auch in deutscher Sprache erschienen).
Schon vor dem Dreißigjährigen Krieg hat es eine Vorgeschichte des Thüringer Olitätenhandels gegeben – denn Wacholdersaft wurde bereits gewonnen und auch aus dem Samen der Tanne wurde Öl destilliert (ebenso aus Fichtenharz) – das man als *Gustelöl* (Zapfenöl) bezeichnete.
Außerdem waren offensichtlich über Pflanzen destillierte Wässer oder gebrannte Wässer, ätherische Öle in Alkohol bzw. Spiritus, verbreitet.
So ist schon im Reisebericht eines anonymen Kaufmanns aus dem Jahre 1522 Folgendes über dessen Begegnung mit einem Oliätenhändler/Buckelapotheker in einer Crawinkeler Herberge überliefert:
„...Ganz verschieden von den städtischen Zechgästen in Erfurt sind die Gestalten, die hier teils auf Bänken liegen, teils an den festen Eichentischen sitzend sich's erst bei Mehlklößen und Kraut wohl sein lassen und dann nach den Karten greifen oder den Schwänken eines fremden Gesellen zuhören. Es sind die wanderlustigen ‚fahrenden Leute‘ der ‚Waldsaumstraße‘, die von Ilmenau herüber bis ins Eisenachsche immer längs des Waldes verläuft: *Der stämmige Mann im weißen Kittel ist ein Olitätenhändler aus dem Schwarzatal. Seine Kiepe enthält manches kräftige Tränklein, Theriak und Wundbalsam, daneben wirksame Salben und Kräuter wider das Behextwerden...“*

Im sechzehnten Jahrhundert gab es auch Ruß-Hütten bzw. Öfen zur Teergewinnung. Als *Bergöl* wurde auch das aus Teer durch trockene Destillation gewonnene Öl bezeichnet und für Heilzwecke vertrieben. Es handelte sich um Holzteer – aus den Resten der Baumwurzeln, aus Tannen- oder Fichtenzapfen (*Kusteln*) oder Wacholderzweigen gewonnen und bei Tieren gegen Koliken und Blähungen, auch zur Einreibung gegen Ungeziefer verwendet.

R. Sigismund nennt zu den Destillaten u.a.: *Essentia amara* („gewöhnlich nur Senzamare“), *Mutterwasser, Kaiser Caroli Hauptwasser, Herz-Carfunkelwasser, Lungenwasser, Schlagwasser.*

Von den von beiden Autoren genannten Heilmitteln werden einige im Folgenden anhand von Rezepten aus dem 18./19. Jahrhundert näher vorgestellt.

Essentia amara ist eine *Bitter-Essenz*, nach der „Oeconomischen Encyclopädie“ (1773–1858) von J. G. Krünitz beispielsweise wie folgt zusammengesetzt: „**Bitter=Essenz**, oder **Bitter Magen=Branntwein**, wird folgendergestallt zubereitet. Man nimmt trocknen Wermuth, mit den Knospen, Cardobenedicten= und Tausendgüldenkraut, von jedem ½ Handvoll; Bitterklee, 1 Handvoll; trocknen Calmus und Pimpinellwurzel, von jedem 1 Loth; Aronwurzel, ½ Loth; gießet hierauf 2 Kannen guten Branntwein, destillirt es auf einem warmen Ofen, oder an der Sonne, und seihet es hernach ab.
Noch eine Art von **Bitter=Essenz,** oder **Pest=Branntwein.** Man nimmt der besten Aloe, 2 Quentgen; orientalischen Saffran, 15 Gran; Rhabarber, ½ Qu.; Lerchenschwamm, 15 Gran; Zittwer, 8 Gran; venetianischen Theriak, ½ Qu. und weißen Zuckercand 1 Loth; schneidet alle diese Stücke klein, thut sie in ein Glas, gießet ½ Kanne guten Branntwein darüber, und läßt alles zusammen einige Tage an der Sonne oder auf dem warmen Ofen destillieren. Zum Einnehmen braucht man nur 30 bis 40 Tropfen, oder einen mäßigen Löffelvoll.“
Als *Mutterwasser* wurde ein über „Pimpinellewurzel, Citronenschalen, Steranis, Coriander u. Zimmetblüthen abgezogener Doppelbranntwein“ (Pierer’s Universal-Lexicon, Band 11, S. 600, 1860) bezeichnet.
Kaiser Caroli Hauptwasser wird im Buch „Ideen zur Verbesserung und Vervollkommnung des Apothekenwesens“ von Johann Michael Schiller (Apotheker in Rothenburg an der Tauber) 1805 wie folgt beschrieben:
„38. Kaiser Caroli Hauptwasser.
Ueber Lavendel und Roßmarin abgezogener Branntwein.
Wenn ein Mensch von diesem Wasser ein Quentlein auf sein Haupt thut, und es hinein reibet, und auch die Stirn und Schläfe mit salbet, dem legt es alle böse Sausen und Brausen des Kopfs, verzehret die Blaeste und zeucht alle böse Feuchtigkeiten aus, es stärket das Gehirn, und alle Sinnen, sonderlich das Gesichte, es hilft dem Gedächtniß, vertreibet den Schwindel, und wehret den Flüssen, die oft vom Haupt auf die Brust fallen, es benimmt die großen Wehetagen des Haupts, wenn man es damit salbet.

Es machet auch ruhig und wohl schlafen, wenn man ein Tüchlein darein netzet, und legts auf die Seiten-Schläf, auch wenn man 40 Tropfen davon eingibt, so erquickets die Ohnmächtigen und Kraftlosen, doch daß man auch die Pulsadern und die Schläfe damit bestreiche, und lässet sie daran riechen, auch muß man ein Tüchlein darin netzen, und über das Herz legen.

So man Morgens nüchtern aus dem Hause gehet, 30 Tropfen mit ein wenig Wein oder Branntwein eingenommen, bewahret den Menschen, daß ihnen die vergifte Luft und Nebel, sonderlich in Contagions-Zeiten, nicht schaden, es widerstehet allen Gifft in der Pest.

Nüchtern ein Quentlein mit einem Trunk Wein eingenommen, 2 Stunden darauf gefastet, stärkt den Magen gewaltig, verzehret das Unverdauliche, und die faule Schleimigkeit im Magen, so man es etlichemale nacheinander braucht.

Summa, die Erfahrung wird einem jedweden lehren, daß dieses köstliche K. K. H. Wasser noch viele andere Tugenden mehr an sich hat."

Herz-Carfunkelwasser

Im selben Buch ist darüber zu lesen – nach dem Abschnitt zu „40. Zimmet=Wasser"

„Nun kommt noch:

41. Herz=Carfunkel=Wasser. 42. Mutter=Wasser. 43. Lungen=Wasser. 44. Brust=Wasser. 45. Schlag=Wasser.

Aber alle diese Wasser sind nicht Wasser, sondern abgezogener Branntwein."

Und zu *Schlagwasser* (Krünitz) heißt es:

„**Schlagwasser**, *Aqua apoplectica*, ein geistiges Wasser wider den Schlagfluß, welches aus Roßmarienblüthen destilirt und Ungarisches Wasser genannt wird, weil eine Königin von Ungarn, Namens Elisabeth, es erfunden haben soll. Man macht es aus Lavendel und Schlüsselblumen, Rosmarien, Salbey, Thimian und anderen ähnlichen würzhaften Kräutern, Blumen etc. mit Wein abgezogen…"

Als Zutaten zum historischen *Ungarischen Wasser* heute werden folgende genannt – mit Hinweisen zur Geschichte:

Im 14. Jahrhundert habe die damals 72-jährige Königin Eilsabeth an Rheuma und Gicht gelitten. Eine Kräuterfrau habe ihr zur Linderung ihrer Schmerzen ein geheimnisvolles Fläschchen mit einer Tinktur gebracht, mit der sie Elisabeths Zofe täglich zweimal *einfriktionieren* (einreiben) sollte; abends sollte die Königin noch einen Teelöffel davon einnehmen. Die Legende berichtet, diese Tinktur habe die Königin nicht nur von ihren Schmerzen befreit, sondern auch verjüngt, so dass der 20 Jahre jüngere König von Polen sich in sie verliebt und sie geheiratet habe.

Das Rezept für diese Naturheilmittel heute lautet:
Zutaten: 50 g Rosmarin, 20 g Lavendel, ½ ungespritzte Zitrone, ½ ungespritzte Orange, 1 Esslöffel Pfefferminze, 400 g Alkohol (70%ig), 120 g dest. Wasser – Rosenwasser nach Geschmack.
Die Zitrusfrüchte werden dünn geschält, die Schalenstücke fein gehackt. In einem dunklen Gefäß werden sie zusammen mit den Kräutern mit dem Alkohol und so viel an destillierten Wasser übergossen, dass sie gut bedeckt sind. Verschlossen lässt man das gut verschlossene Gefäß sechs Wochen an einem warmen dunklen Ort stehen – ab und zu schütteln. Dann seiht man durch ein Tuch ab und filtriert, so dass man einen klaren (konzentrierten) Auszug erhält.

Gemeinsam ist allen diesen Wässern – wie die Rezepturen deutlich machen, dass sie über Pflanzen unterschiedlichster Art, häufig über einer größeren Anzahl von ihnen, destilliert bzw. daraus Auszüge gewonnen wurden und somit deren ätherischen Öle bzw. Aromastoffe enthalten.

Bechstein nennt u.a. weitere Heilmittel:
Liquor anodyn. Hoffmanni oder Hoffmansche Tropfen: Mit *anodynus* ist Äther gemeint; die *Hoffmannstropfen* nach dem Mediziner Friedrich Hoffmann (1660–1742, Professor in Halle), noch heute im Handel, bestehen aus drei Teilen Ethanol und einem Teil Diethylether. Traditionell werden sie bei Schwächezuständen, Ohnmachten, Neuralgien, krampfhaften Affektionen und starkem Erbrechen angewendet. Die historische und von Hoffmann geheimgehaltene Rezeptur bestand jedoch aus einer Lösung von Schwefliger Säure bzw. Schwefelsäure in Ethanol mit nur geringen Anteilen an Äther.
Hoffmannscher Lebensbalsam war eine Lösung von je 1 Teil Lavendel, Gewürznelken, Zimtkassien, Thymian, Zitronen, Muskatblüten und Neroliöl und 3 Teilen Perubalsam in 240 Teilen Spiritus – ein bräunlich-gelbes Filtrat dieser Mischung, innerlich als belebend, äußerlich als Riechmittel verwendet.

Im Leipziger Intelligenz-Blatt (auf das Jahr 1764) ist zum ähnlich zusammengesetzten *Teichmeierschen Lebensbalsam* (allgemein als wohlriechendes Öl bezeichnet) Folgendes zu lesen – in der Rubrik „Sachen, die zu verkauffen sind, oder zu kauffen gesucht werden“:

„Des seligen Herrn Hofrath *Teichmeiers* aus Jena *Lebens=Balsam* ist noch, wie seit vielen Jahren, aufrichtig und gut zu bekommen in Leipzig bey der Jungfer Haackin auf der Peter=Strasse neben dem blauen Engel, in des Kaufmanns Herrn Cornerius Hause im Hofe 2 Treppen hoch, und die Messe hindurch im Brühl am Ende der Catharinen=Straße, an dem Oertelischen Hause, in ihrer daselbst habenden Leinwandbude."
Hermann Friedrich *Teichmeyer* (1685–1744) hatte Medizin in Leipzig und Jena studiert, wurde 1717 Professor der Experimentalphysik in Jena, 1719 dort Extraordinarius in der medizinischen Fakultät. Er vertrat die Chirurgie, Botanik und Anatomie und hielt auch Vorlesungen zur Chemie.

Hinter den Begriff *Visceral-, Immanuaels-* und *Polychrest-Pillen* verbergen sich folgende Rezepturen.
„*Immanuelspillen* (Pilulae Emanuelis) (Pharmacie) sind Pillen, welche stark auf den Stuhlgang treiben, und in dieser Absicht in langwierigen Krankheiten von zehen bis zwanzig Granen verordnet werden. Man bereitet sie aus zwey Loth succotrinischer Aloe, einem halben Loth auserlesener Myrrhe und einem Quintchen morgenländischen Safrans, welche mit Mithridat in Pillengestalt gebracht worden. (Deutsche Encyclopädie oder Allgemeines Real-Wörterbuch aller Künste und Wissenschaften, 17. Band, 1793)
Mithridat war ursprünglich eine Rezeptur, ein Allheilmittel, vor allem auch ein Gegengift.

Polychrest-Pillen wurden aus zahlreichen Kräutern hergestellt. „Polychrest, *Polychrestum*, heißt ein Medicament, so viel Tugenden in sich hat, und wider viele Kranckheiten dienet..." (Johann Heinrich Zedlers Grosses vollständiges Universal-Lexicon alle Wissenschaften und Künste, 1731–1754)

1711 ist ein wichtiges Jahr für die Entwicklung des *Olitätenhandels* gewesen. Aus diesem Jahr stammt auch der Eid der *Buckelapotheker* (s. auch S. 20), der folgendermaßen lautete:
„Ihr sollet geloben und schwören, daß ihr führohin beim laborieren und beim austragen der laboratorum ehrlich und treulich euch aufführen, zu denen zu verfertigenden Essentiis, Tincturen, Salzen, Spirituosen, Olitäten, Pillen und Pulvern, sie mögen Namen haben wie sie wollen, tüchtige und gute species und ingredientes gebrauchen, solches nicht verfälschen, noch jemand damit betrügen, sondern, wie ihr sie verfertiget, also auch wieder ausgeben, und auch durchgängig dabei gewissenhaft und der diesfalles zu errichtenden Ordnung gemäß zu bezeigen und auf keinerley Weise darwider zu handeln."

Die Vereidungsformel lautete:
„Was mir jetzo vorgelesen wurde und ich wohlverstanden, dem will ich unabnehmlich nachleben und auf keinerlei Weise darwiderhandeln, so wahr mir Gotte helfe und sein heiliges Wort!"
(Laboranten und Balsamträger wurden in der Zeit vom 31. Dezember 1711 bis 4. Januar 1712 nach der Verkündigung der Anweisung an den Amtmann zu Königsee vom 22. August 1711 vereidigt.)

In seinem eingangs genannten Aufsatz über den Thüringer Medizinalhandel (1873) zählte Reinhold Sigismund aus dieser Zeit folgende Produkte auf:
„Die Medicinhändler verfertigen in der neueren Zeit ihre Waaren selbst und die Laboranten sind zum größten Theile Droguisten, von denen jene die Rohstoffe kaufen. Titel von den gebräuchlichsten Arzneien, die verfertigt werden, sind: Redlinger'sche, Morrison'sche, Kaiser-Pillen, Dr. Stoughton's Elixir magnum, Sulzberger'sche Flußtinctur, der goldene volatilische Melissengeist oder extraordinäres Schlagwasser, Menadische oder Altonasche Wunder-Kron-Essenz, Dr. Steer's chemisches Opodeldok, das edle, gerechte und herrliche Bergöl, Universal-Lebensbalsam und ebenso Lebensöl, Augsburger Lebensessenz, Balhausische schwarze Magen- und Gallentropfen, Jerusalemitanischer Balsam, Wiener Wunderbalsam, Schmerzstillende Kinder-Tinctur, Roßessenz, Viehpulver, Roß-, Drus- und Freßpulver und dergleichen mehr. Außerdem fertigen die Laboranten Räucherpulver, Räucherkerzen, Eau de Cologne, Schneeberger Schnupftabak, Schwarzburger, Hamburger, Menrisches Pflaster und sind sehr geübt in Darstellung von allen Sorten sehr schmackhafter Liqueure, die im Volke oft sehr sonderbare Namen haben, wie z.B. Schweinstreiber, Krammetsvogelspiritus und so fort..."

Im Folgenden werden einige der Arzneien nach G. Arends Nachschlagewerk „Spezialitäten und Geheimmittel" (8. Aufl. 1924) näher beschrieben – begrenzt auf die Produkte, auf deren besondere Zusammensetzung durch den Zusatz *...der Königseer Olitätenhändler...* hingewiesen wird.

***Redlinger'sche Pillen**, der Königseer Olitätenhändler, sind mit Lykopodium bestreute ca. 0,15 g schwere Pillen aus 13 T. Jalapenharz, 12 T. Kalomel, 6 T. Koloquinten, 4 T. Aloe, 2. T. Gutti, 2 T. Rhabarber und 1 T. venezianischer Seife.*

Erläuterungen:
Lykopodium (gelbe Bärlappsporen, 17.–20. Jh. pharmakopöe-üblich, innerlich und äußerlich vor allem bei Kinderkrankheiten, gegen Wundsein – und zum Bestreuen von Pillen)

Jalapenharz (Jalape: „fremde Purgierwurzel“ aus Mexiko zu Beginn des 17. Jh. nach Europa; offizinell das Harz *Resina Jalapae* als starkes Abführmittel)
Kalomel (Quecksilber(I)chlorid!: galt im 18. Jh. als eines der besten Arzneimittel: Blutreinigungs-, Abführmittel; bei Lues, Drüsenleiden und Geschwüren – pharmakopöe-üblich)
Koloquinten (Koloquinte *Citrullus colocynthis)* auch Purgiergurke oder Teufelsapfel genannt, ist eine giftige Pflanze aus der Familie der Kürbisgewächse.

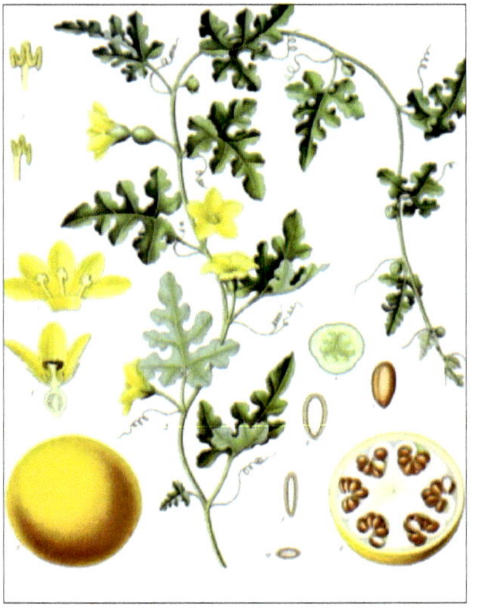

Die Kolquinte wurde (und wird) als Medizinalpflanze angebaut, von der das getrocknete Fruchtfleisch der unreifen, aber ausgewachsenen Früchte in der Volksmedizin verwendet wird – gegen Geschwüre, Asthma/Bronchitis, Gelbsucht, Dyspepsie, Verstopfung, Anämie, gegen Tumore, bei Wassersucht, Rheumatismus und als Antidot gegen Schlangenbisse (bereits in der Bibel ca. Zeit Salomos, 990 bis 930 v. Chr., nachweisbar).
Gutti (Gummiharz – lat. *gummi resina guttae*, Trivialname Kaisergelb wegen des gelben Farbstoffs; stammt aus Siam und Kambodscha und kam aus China nach Europa)
Venezianische Seife (aus Olivenöl hergestellte Natronseife, früher auch offizinell)

***Kaiserpillen** der Königseer Olitätenhändler gibt es in zwei Nummern. I. **feine braune Pillen,** bestehend aus 13 T. Jalapenharz, 12 T. Kalomel, 6 T. Koloquinten, 4 T. Aloe, 2 T. Gummigutt, 2 T. Rhabarber, 1 T. venezianische Seife, mit etwas Zinnober und Ruß geschwärzt, durch Tragant zu Pillen geformt. Unbestreut.*

II. ***braune Pillen*** *bestehen aus 20 T. Jalapenharz, 12 T. Kalomel, 14 T. Aloe, 6 T. Gummigutt, 4 T. Koloquinten, 2 T. Weinstein, etwa 1/12 T. Krotonöl mit Zinnober, Ruß und Tragant zu Pillen geformt. Je 13 Pillen wiegen 2 g...“*

Erläuterungen:
Zinnober: Quecksilbersulfid, hier in der schwarzen Modifikation durch Verreiben von Quecksilber mit Schwefel erhalten – als *Hydrargyrum sulfuratum nigrum* spielte es schon in der mittelalterlichen indischen Medizin eine Rolle; in Europa erst im 18. Jh. (Deutsches Arzneibuch DAB 1, 1872) – eingesetzt gegen Tumore, Fisteln, Fieber bis Mitte des 19. Jh.
Krotonöl: Das *Crotonöl* wird durch Kaltpressung aus den geschälten Samen des Krotonölbaumes (*Croton tiglium*) oder auch durch Pressen von reifen und schwach gerösteten Samen unter geringer Temperaturerhöhung gewonnen. Das dickflüssige und halbfeste Öl ist klar und braungelb gefärbt. Der schwache Geruch wird als „eigentümlich“ und „unangenehm“ bezeichnet. Das Öl enthält eine einfach ungesättigte, kurzkettige, aliphatische Monocarbonsäure – die Crotonsäure, von der Buttersäure (Butansäure mit vier Kohlenstoffatomen) abgeleitet.
(Rezepturen mit Enzian – s. auch in „Goethe im Thüringer Heilgarten“)

Dr. Stoughton's Elixir magnum

*„**Stoughton** der Königseer Olitätenhändler wird in zwei Arten fabriziert.* I. ***roter****: Je 125,0 Radix Gentianae und Serpentariae, 60,0 Cort. Cinnmom., je 30,0 Fruct. Cardamomi, Sem. Amomi, Caryophylli, Rhiz. Zingiberis, Lignum Santalinum rubrum, je 50,0 Radix Costi, Cort. Fruct. Aurantii, 15,0 Piper longum und 25,0 Radix Alkannae werden mit 10 l 40prozentigem Weingeist digeriert und filtriert. – II.* ***grüner****: Je 125,0 Rad. Gentianae und Serpentariae, Fol. Uvae Ursi und Herba Scordii, je 60,0 Fruct. Cardamomi und Cort. Cinnamomi, je 30,0 Costus und Rhiz. Curcumae, 150,0 Radic Alkannae und 15,0 Piper longum werden mit 10 l 60prozentigem Alkohol digeriert und filtriert.“*
Erläuterungen:
Radix (Wurzel) – *Cort(ex)* (Rinde) – *Sem.* (Samen) – *Fruct.* (Frucht) – *Lignum* (Holz) – *Herba* (Kraut) – *Rhiz.* (Rhizom = Wurzelstock)
Zu I.: *Serpentaria* (Drachenwurz) – *Cinnamom.* (Zimt) – *Sem. Amomi* (Ammomi fructus = Piment) – *Caryophylii* (Gewürznelke) – *Zingiberis* (Ingwer) – *Lignum Santalinum rubrum* (rotes Sandelholz – nach S. Hahnemann auch Sandelflügelfrucht, s.u.) – *Radix costi* (Himalayaschartewurzel – kommt heute aus China) – *Fruct. Aurantii* (Bitterorange) – *Piper longum* (langer Pfeffer,

Bengalpfeffer) – *Alkannae* (rote Wurzel, im Altertum und bei der Arabern als Arzneimittel, in der Neuzeit zum Färben; Henna).

Zu II: *Uvae ursi* (Bärentraube) – *Herba Scordii* (Gamanderkraut) – *Costus* (Spiral-Ingwer)

Die beiden Rezepturen zeigen, in welchem großem Umfang die Importe infolge der Kolonialwarenhandels auch in den Thüringer Heilmitteln Eingang gefunden haben.
Aus *Samuel Hahnemanns Apothekerlexikon* (1793 bis 1799) stammt der folgende Text zur
*„**Sandflügelfrucht**, Pterocarpus santalinus L. (...) mit dreifachen, rundlichen, sehr glatten, vorne abgestutzten Blättern, und wellenförmigen eingekerbten Blumenblättern, ein hoher Baum in Ostindien, auf Zeylon, Timor, Golkonda, u.s.w.*

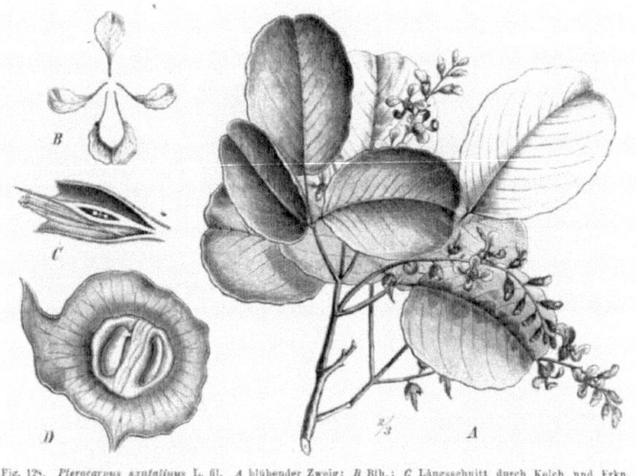

Fig. 128. *Pterocarpus santalinus* L. fil. *A* blühender Zweig; *B* Blb.; *C* Längsschnitt durch Kelch und Frkn. *D* Hülse im Längsschnitt. (Nach Bentley-Trimen.)

Sein unter den Namen Kaleatur in den Handel gebrachtes Holz wird, wegen Aehnlichkeit des Geruchs mit dem Weißsandel, rothes Sandelholz genannt (Santalum rubrum, lign. Santali rubri) und kömmt theils in großen Stücken zu uns, welche äusserlich schwärzlicht, inwendig blutroth, schwer, und fest sind, und beim Schaben einen angenehmen, weißsandelartigen Geruch von sich geben, theils in fein, pulverartig, auf einer Mühle mit besondrer Vorrichtung geraspelten Spähnen, welchen einen gering zusammenziehenden Geschmack haben. Die ganzen Stücke sind desto besser, je hellrother sie sind; die dunkelrothen werden geringer geachtet. Das Wasser zieht eine geringe röthliche, der Weingeist aber eine so dunkelrothe Tinktur aus, daß wenig davon eine große Menge Weingeist färbt; unter den Oelen nimmt blos das Lavendöl eine

Röthe davon an. Dieß ist auch der einzige Nutzen, den sie in der Offizin leisten. Arzneilicher Nutzen ist von diesem Holze nicht bekannt, ob es gleich in vorigen Zeiten unter der Hyacinthkonfektion und andre Formeln arabischen Ursprungs genommen ward, und so obenhin zur Hemmung des Schweißes und innerer Hitze gelobt worden ist. (...)"

***„Flußtinktur, allgemeine**, von S u l z b e r g e r in Salzungen, ist eine Auflösung von 1 T. Aloe in 2T. Weingeist..."* – mit dem Verweis auf **Worm** – den Arzt und Apotheker – s. unter „Oberweißbach – Fröbel-Apotheke":

***„Dr. Worms allgemeine Flußtinktur** ist ein alkoholischer Auszug aus Rhabarber und Aloe..."*

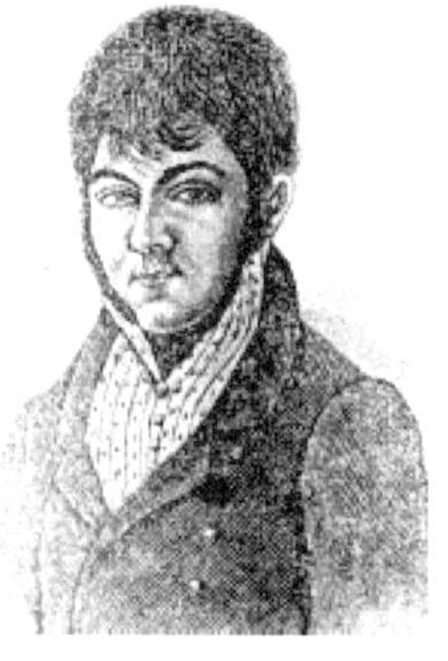

In der Lebensgeschichte von Johann Christian *Sulzberger* (1730–1803) lesen wir – in Salzungen als Sohn des Kammerkonsulenten und Hofadvokaten Johann Adreas Sulzberger geboren, besuchte er das Coburger Gymnasium, studierte Medizin in Berlin, Leipzig und promovierte in Rostock. Er widmete sich vor allem der Entwicklung von Hausmitteln zur Hebung der Volksgesundheit und entwickelte ein wirksames Mittel gegen Magen-Darm-Störungen, *Dr. Sulzberges allgemeine Flußtinctur* genannt, die noch bis nach dem Zweiten Weltkrieg zur Hausapotheke zählten. Sulzberger wirkte zunächst als praktischer Arzt und wurde 1773 zum herzoglichen Land- und Stadtphysikus ernannt.

...*das edle, gerechte und herrliche Bergöl*:
(G. Arends)
*„**Bergöl, schwarzes,** der Königseer Olitätenhändler ist Ol. Rusci oder Petroleum – **weißes,** der Königseer Olitätenhändler ist Ol. Petrae alb."*
(s. dazu auch weiter oben)

Zum ***Universal-Lebensbalsam***:
*„**Universalbalsam** der Königseer Olitätenhändler besteht aus 4 kg Schwefelbalsam, 200,0 Kopaivabalsam, 75,0 Fenchelöl, 30,0 Anisöl und 15,0 brenzlichem Wacholderöl."*
Kopaivabalsam (*Copaive balsamum*) vom 10 bis 20 m hohen *Kopaivabaum* (im tropischen Südamerika beheimatet), wurde in Europa als Heilmittel bei allen Schleimhaut- und Geschlechtskrankheiten sowie zur Desinfektion der Atemwege verwendet.

Weiterhin:
*„**Balsam, Wiener,** der Königseer Olitätenhändler wird erhalten durch Digestion von 200,0 Myrrhe, 300,0 Rhabarber, je 125,0 Benzoe und Leberaloe, je 60,0 Lakritzensaft und Weihrauch und 15,0 Socotora-Aloe mit 4 Liter Alkohol."*

(Anmerkung: Immer wieder wird ***Rhabarber*** als ein besonders Merkmal der Königseer Olitäten genannt.)

Aloe: dickfleischiges Liliengewächs / *Leberaloe*: gelbfarbiges Gummi / *Socotora-Aloe*:
Über Aloegummi ist im „Vollständigen Real-Lexicon der medicinisch-pharmaceutischen Naturgeschichte und Rohwaarenkunde" (Eduard Winter, Band 1, Brockhaus, Leipzig 1840) u.a. zu lesen:
*„**Aloe Gummi** (...) ist der eingedickte Saft aus den Blättern mehrerer Arten der vorigen Gattung* [Aloe]. *Sie ist schon in den ältesten Zeiten bekannt gewesen. Man unterscheidet mehre, gewöhnlich 4 Sorten, die wahrscheinlich zum Theil durch die Art der Gewinnung, zum Theil aus verschiedenen Pflanzen ihren Ursprung haben. (...)*
2) Aloe succotrina s. socotrina, F e i n e A l o e, S o c o f o r a – A l o e, soll von Aloe soccotrina De. C. gewonnen warden. Sie kommt in Fässern, Kisten, Häuten, aber auch in großen Kürbissen vor. (...) In neuester Zeit erhält man sie über Triest und Livorno häufiger..."

Auch diese Angaben zeigen, dass die Königsser Olitätenhändler bzw. Laboranten Importe aus vielen Ländern verwendet haben, nachdem diese exotischen Ingredienzien in Europa erhältlich waren.

Anhand ausgewählter Heilmittel-Etiketten sollen abschließend zu diesem Kapitel noch einige *Thüringer Spezialitäten* vorgestellt werden.

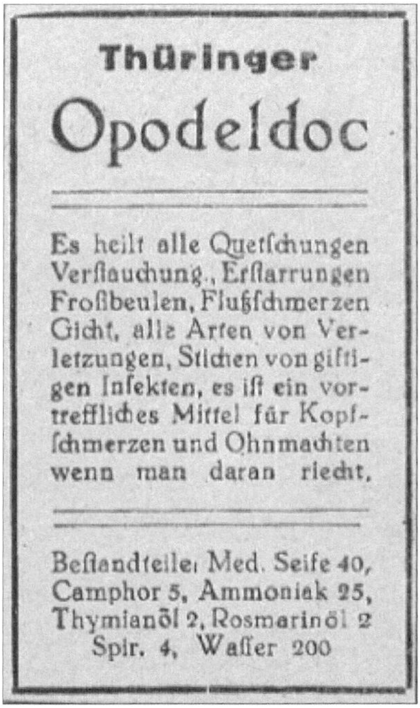
Thüringer
Opodeldoc
Es heilt alle Quetschungen
Verstauchung., Erstarrungen
Frostbeulen, Flußschmerzen
Gicht, alle Arten von Ver-
letzungen, Stichen von gifti-
gen Insekten, es ist ein vor-
treffliches Mittel für Kopf-
schmerzen und Ohnmachten
wenn man daran riecht.
Bestandteile: Med. Seife 40,
Camphor 5, Ammoniak 25,
Thymianöl 2, Rosmarinöl 2
Spir. 4, Wasser 200

Thüringer Opodeldoc – *Opodeldoc* war ursprünglich die Bezeichnung für ein Pflaster (nach Paracelsus – als Emplastrum Opodeldok), geht dann in der Anwendung als Einreibemittel auf englische Pharmakopoen um 1750 zurück. Allgemein handelte es sich um Ammoniak-haltige Mittel zum Einreiben gegen Rheuma, Glieder- und Gelenkschmerzen, Hexenschuss, Muskelschmerzen – auch bei Verstauchungen, Verrenkungen und gegen Insektenstiche.

Kuemmerling – Kräuterlikör mit 35 Vol.% Alkohol, ein Halbbitter, dessen Rezept von Hugo Kuemmerling aus Deesbach stammt. Er arbeitete von 1921 bis 1938 an einer Rezeptur. An die Firmengründung im heutigen Überflutungsgebiet der Talsperre Lichte-Leibis im Jahr 1945 erinnert ein Gedenkstein. Die Produktion des Likörs wurde 1949 nach Coburg verlegt und erfolgt seit 1963 weltweit von Bodenheim bei Mainz aus. Charakteristisch ist die Form der 0,02-Liter-Fläschchen, angelehnt an die Balsamfläschchen aus den Waldglashütten für den Olitätenhandel.

Historische Orte der thüringischen Olitätenhändler

Allen bisher beschriebenen Rezepturen gemeinsam ist die Verwendung zahlreicher als Heilkräuter bekannter Pflanzen bzw. Pflanzenteile, von denen viele noch heute im *Thüringer Kräutergarten* vorkommen bzw. nachweisbar sind.

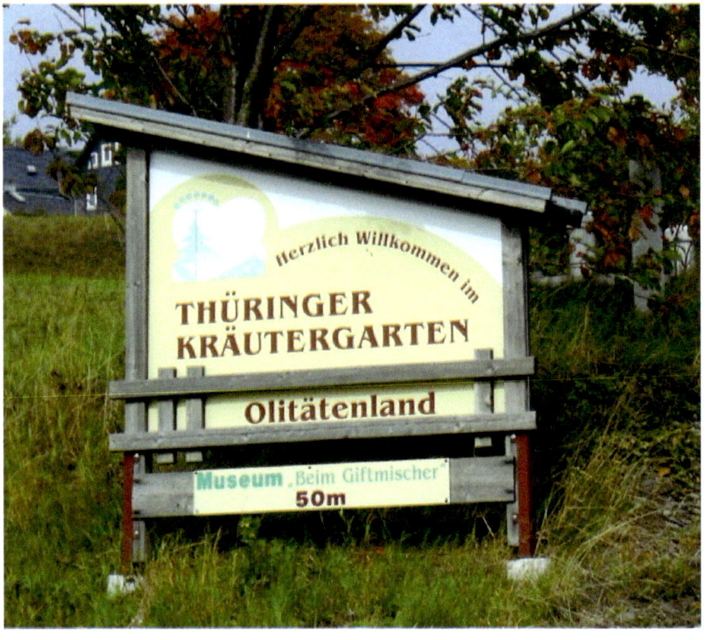
Herzlich Willkommen im
THÜRINGER
KRÄUTERGARTEN
Olitätenland
Museum „Beim Giftmischer"
50m

Hinweisschild auf den *Thüringer Kräutergarten* in Schmiedefeld
(in der Nähe des Museums *Beim Giftmischer*)

Im „Freizeit- und Wanderführer Thüringer Kräutergarten & Olitätenland" von Regina Martin werden folgende Pflanzen genannt – in Klammern die wichtigsten Orte:

Heidelbeere (Sitzendorf) – Eichen (Rinde / Birkenheide und Wittmannsgereuth) – Wegerich (Wittmannsgereuth) – Johanniskraut (Rohrbach) – Weide (Sorbitztal) – Blutwurz (Meura) – Fichten (Balsam / Meura) – Thymian (Gebersdorf) – Esche (Blätter / Meura) – Wieseminze (Schmiedefeld) – Löwenzahn (Oberweißbach) – Eberesche (Oberweißbach) – Fingerhut (Cursdorf und Meuselbach) – Rotbuche (Cursdorf und Meuselbach) – Haselstrauch (Großbreitenbach) – Bärwurz (Großbreitenbach) – Elsbeeren (Großbreitenbach) – Beinwell (Königsee) – Linde (Königsee) – Wiesensalbei (Oberhain) – Wallnussbaum (Oberhain) – Königskerze (Cordobang) – Weißdorn (Cordobang) – Lavendel (Bad Blankenburg) – Wacholder (Bad Blankenburg) – Pestwurz (Schwarzburg) – Holunder (Schwarzburg) – Arnika (Oberweißbach) – Fichten (Oberweißbach).

Kräutergärten und -lehrpfade im Thüringer Olitätenland

Thüringer-Wald-Kreativ-Museum, *Großbreitenbach*: „Königlicher Kräutergarten" (Museumsgarten am Mylius-Weg mit Beeten der Olitätenmajestäten)

Dröbischauer Kräutergarten (2000 m^2) mit über 80 (beschilderten) Heilpflanzen, daran anschließend ein Bauerngarten (mit 14 Heilpflanzen und Gemüsepflanzen) sowie gegenüberliegend ein Arboretum am Mylius-Weg

Oberweißbach/Kräuterlehrpfad als Teil des Olitätenrundwanderweges mit Kräuterhütte und Kräuterwiese am Fröbelturm

Paulinzella: Kräutergarten an der Klosterruine (2012 nach historischem Vorbild angelegt)

Deesbach: Kräutergarten mit Benjeshecke, Streuobstwiese, Teich und Kräuterschnecke (Neugestaltungen)

Historische Orte der thüringischen Olitätenhändler

Museen, Heimatstuben und Apotheken im Thüringer Olitätenland mit Ausstellungen zum Olitätengewerbe

Dröbischau: Heimatmuseum – u.a. mit Abfüllanlage einer Likörfabrik.

Großbreitenbach: Thüringer Wald-Kreativ Museum – mit Ausstellung zum Oliätengewerbe und Museums-Kräutergarten;

Alte Apotheke – mit Gedenktafel für Johann Matthias Mylius, Ausstellung zum Olitätengewerbe und Spezial-Bibliothek „Kräuter + Olitäten".

Königsee: Heimatmuseum – u.a. mit Exponaten, Schriftstücken und Bildern zu den Königseer Olitäten.

Meura: Heimatstube mit u.a. einem alten Apothekenschrank der Firma O. R. Reinhold Jahn mit Olitäten.

Meuselbach: Heimatstube – Dokumentation des Olitätenhandels und der Pharmaindustrie.

Oberweißbach: Fröbel-Memorialmuseum mit Traditionszimmer „Olitätenhandel" und Kräuterlädchen.

Rohrbach: Neubecksche Apotheke – Nachbau der alten Rohrbacher Apotheke und des Laboratoriums.

Unterweißbach: Heimatstube – Vorstellung des typischen Unterweißbacher Handwerks und Gewerbes einschließlich des Olitätengewerbes.

Im Kapitel „Ortsbestimmung" seines Buches „Im Thüringer Kräutergarten" schrieb Otto Ludwig, dass die etwa *40 Arzneimacherdörfer* nicht alle zu entdecken seien. In seiner Dissertation zum Thema „Thüringer Haus- und Heilmittel. Ein Beitrag zur Volksmedizin" listete Günther Petry (1936) fast vierzig „Ortschaften des schwarzburg-rudolstädtischen Gebirgsanteils" auf, in denen 1710/11 Olitätenhandel betrieben wurde.

In diesem Kapitel werden diese Orte, die zum großen Teil auch auf der Karte „Thüringer Kräutergarten/Olitätenland" mit Olitätenwegen" eingezeichnet sind, in Kurzform hinsichtlich ihrer Lage und Geschichte beschrieben. Weiterhin werden die in den folgenden Zitaten aus der Literatur genannten Orte berücksichtigt. Die Angaben (Zahlen und Jahresdaten) zu den Laboranten und Olitätenhändlern stammen aus der Literatur (Lamprecht/Manske, Petry, Martin, Werlich bzw. Bernschneider-Reif).

Im „Wegweiser für Reisende zu den Merkwürdigkeiten des Thüringer Waldes..." – des Buches „Das Thüringer Waldgebirge, nach seinen physischen, geographischen, statistischen und topographischen Verhältnissen geschil-

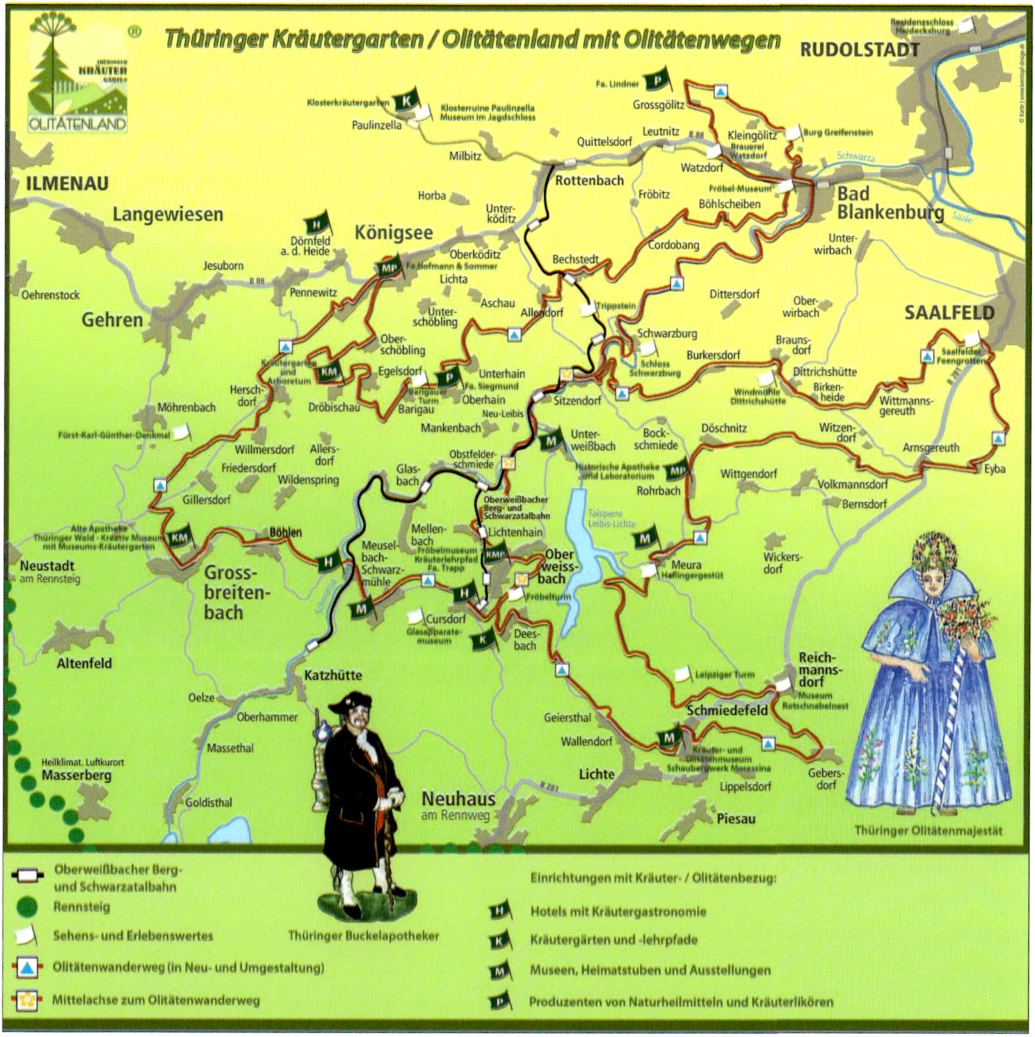

dert." – von Prof. Dr. Hieronymus Ludwig Wilhelm Völker (Weimar, im Verlage des Landes-Industrie-Comptoirs 1836 erschienen) ist zu lesen:

Einer der merwürdigsten Erwerbzweige der Waldbewohner, vorzüglich im Rudolst. und in der Gegend von Saalfeld, ist noch die Verfertigung und der Handel mit verschiedenen Medicinalwaaren. Die Entstehung desselben war folgende: Ein Apotheker, Johann Mathias Mylius in Breitenbach, verfertigte in der zweiten Hälfte des 17. Jahrhunderts Schwefelbalsam, den er durch Herumträger verbreitete. Hans Walther vergrößerte diesen Erwerbzweig, indem er auch noch Wacholdersaft und Tannenzapfenöl, und später auch

gebrannte Wasser verfertigte; bald beschäftigten sich mehrere mit der Verfertigung dieser Gegenstände, die den Namen Laboranten erhielten und Leute an sich hatten, welche die Fabrikate im Lande herum hausiren trugen, und Balsamhändler oder Olitätenträger genannt wurden. Oberweißbach war anfangs der Hauptsitz dieses Erwerbzweigs, der sich später nach Unterweißbach, Döschnitz, Rohrbach, Oberhayn, Meura, Wickersdorf, Böhlen, Meuselbach, Mellenbach, Lichtenhayn, Kursdorf, Deesbach, Breitenbach, Schmiedefeld, Reichmannsdorf und andern Dörfern der Umgegend verbreitete. Die Gegenstände dieses Handels waren gebrannte Wasser, Oele, Essenzen, Pillen, Pulver, Essentia amara, Magentropfen, Melissengeist, Hoffmannische Tropfen, Laxirtropfen, Brustpulver, Schneeberger Schnupftaback und Hufelandischer Augentaback, Immanuelispillen, Poligreßpillen. Viele kamen durch diesen Handel in Wohlstand, wie zum Theil schon die in jenen Dörfern vorhandenen Häuser der Laboranten bezeugen. Da inzwischen mit Ende des vorigen und Eingangs des gegenwärtigen Jahrhunderts dieser Handel mit Medicin in vielen Staaten sehr beschränkt oder verboten wurde, so ist dermalen dieser Erwerbzweig sehr in Verfall gekommen, und viele ehemalige Laboranten beschäftigen sich jetzt mehr mit dem Aufkauf und Vertrieb von dem im Th. W. gesammelten rohen Medicinalkräutern mit Bereitung von Wacholderöl und Muß und andern rohen Arzneimaterialien.
(Das genannte Werk wurde bereits von der Bayerischen Staatsbibliothek in München digitalisiert.)

1. Allersdorf: 2 Olitätenhändler (1850/60 bzw. 1887)
Lage: auf pultförmiger Hochfläche gelegen, zwischen Schwarzatal im Süden und Rinnetal im Norden
Geschichte: zu Beginn des 13. Jahrhunderts (1221) erstmals erwähnt, Sitz eines ehemaliges Rittergutes

2. Altenfeld: 1761 ein Olitätenhändler
Lage: im Talkessel der Oelze zwischen 550 und 650 m, direkt am Übergang des Thüringer Waldes in das Thüringer Schiefergebirge
Geschichte: 1492 erstmals urkundlich erwähnt, 1646 Gründung der ersten Glashütte (ab etwa 1690 Handelsbeziehungen nach Holland), 1897 Gründung einer Glasfabrik (zur Geschichte im Glasmuseum)

3. Barigau: 1711: 3; 1850/60: 12; 1887: 11 Olitätenhändler
Lage: auf waldarmer Hochfläche zwischen dem Schwarztal im Süden und dem Rinnetal im Norden
Geschichte: 1370 erstmals urkundlich erwähnt; neben Landwirtschaft und Bergbau vor allem Olitätenhandel

4. Böhlen: 4 bzw. 9 Olitätenhändler/Balsamträger 1710 bzw. 1711; Mitte 19. Jh. 1 Laborant, 10 Medizinhändler
Lage: 13 km südöstlich von Ilmenau im Thüringer Schiefergebirge auf einer Hochfläche des linken Schwarza-Ufers
Geschichte: 1442 erstmals urkundlich erwähnt, seit 1533 Bergbau (Wismut, Blei, Kupferkies, 1616 ein Goldwaschwerk am Kuraubach) – Schwefel- und Vitriolwerk; Auswanderungswellen im 19. Jahrhundert

5. Burkersdorf: 1710/1711 je 1 Olitätenhändler – bzw. Balsamträger
Lage: Saalfelder Höhe, am Nordrand des Thüringer Schiefergebirges
Geschichte: 1390 erstmals urkundlich erwähnt als *Burkisdorf* (und *Burghardtsdorf*)

6. Cordobang
Lage: Ortsteil von Bad Blankenburg, Dorf auf einer Hochfläche zwischen dem unteren Schwarza- und Rinnetal, Name bedeutet Bergwiese (althochdeutsch *wang*)
Geschichte: 1071 urkundlich erwähnt, Land- und Waldwirtschaft

7. Cursdorf: 5 (1683) – 3 (1709) – 43 (1710) – 49 (1711 - Verteidigungsliste) – 45 (1732) – 32 (1863) – 13 (1887) Olitätenhändler
Lage: höchstgelegene Gemeinde im Landkreis Saalfeld-Rudolstadt / Naturpark Thüringer Wald – auf einem Bergsattel zwischen Schwarza- und Lichtetal
Geschichte: 1537 als Cunradesdorf erstmals urkundlich erwähnt, an der alten Handelsstraße von Erfurt nach Nürnberg gelegen; neben Olitätenhandel auch Forstwirtschaft und Glasverarbeitung (Firma Preßler); 1923 Endpunkt der Oberweißbacher Bergbahn

8. Deesbach: 16 (1679) – 65 (1710) – 76 (1711/12) – 53 (1732) – 62 (1863) – 36 (1887) Olitätenhändler
Lage: Deesbachtal, Verwaltungsgemeinschaft Bergbahnregion Schwarzatal, Verwaltungssitz in Oberweißbach
Geschichte: 1465 als Tes(ch)pach erstmal urkundlich erwähnt; gehörte zum Kirchspiel Oberweißbach – bis 1918 zur Oberherrschaft des Fürstentums Schwarzburg-Rudolstadt – 1921: Hugo Kümmerling (1895–1970) begann mit der Entwicklung des später nach ihm benannten Kräuterlikörs *(Rezeptur* von 1938; Firmengründung 1945 im heutigen Überflutungsgebiet der Talsperre Leibis-Lichte – Gedenkstein)

9. Dittersdorf: 2 Olitätenhändler 1863
Lage: Saalfelder Höhe, am Rande einer Hochfläche im Thüringer Schiefergebirge, nahe und über Schwarzburg (s. dort)
Geschichte: 1411 als Bergdorf erstmals urkundlich genannt; Jagdschloss Eberstein

10. Dittrichshütte
Lage: auf einem Hochplateau des Thüringer Schiefergebirges
Geschichte: 1370 erstmals urkundlich erwähnt, Bergbau (Uran) bis in die Mitte des 20. Jahrhunderts

11. Döschnitz – 3 (1709), 17 Olitätenhändler/Balsamträger (1711), von Goethe mit Knebel 1781 wegen des Marmorbruchs besucht – 1887 noch 2 Olitätenhändler
Lage: im Tal der Weißen Sorbitz im Naturpark Thüringer Wald, Verwaltungsgemeinschaft Mittleres Schwarztal, Verwaltungssitz in Sitzendorf
Geschichte: erste Erwähnung als *Tschitz* 1422, geprägt durch Forstwirtschaft, Schiefer-, Eisenerz und Kalksteinabbau, nach dem Dreißigjährigen Krieg vor allem Olitätenhandel, 1849 Errichtung eines Schleifwerkes für den Kalkstein (*Döschnitzer Marmor* genannt)

12. Dröbischau: 10 Olitätenhändler (ein Viertel der Gewerbetreibenden im 19. Jh. – 1863 bzw. 1887)
Lage: Mittleres Schwarzatal, Verwaltungssitz in Sitzendorf; auf unbewaldeter Hochfläche im nördlichen Vorland des Thüringer Waldes zwischen Rinnetal im Norden und Schwarzatal im Süden
Geschichte. 1292 als Threbescowe, 1316 Eglisdorf, bedeutendes Fuhrmannsgewerbe

13. Egelsdorf: 8 bzw. 6 Olitätenhändler/Balsamträger (1711 bzw. 1863/1887)
Lage: Ortsteil von Dröbischau, ein Kilometer östlich davon gelegen
Geschichte: 1316 Ersterwähnung im Urkundenbuch des Klosters Paulinzella; Fuhrmannsgewerbe, Weberei, Olitäten- und Glaswarenhandel

14. Friedersdorf – 1863: 4 – 1887: 6 Olitätenhändler
Lage: an einem Talhang zwischen Junkersbach im Norden und Großbreitenbacher Hochfläche im Norden; östlich erstreckt sich das Schwarzatal
Geschichte: 1370 urkundlich erwähnt, überwiegend Weberei und Glasherstellung

15. Gebersdorf
Lage: Ortsteil der Stadt Gräfenthal im Thüringer Schiefergebirge – mit Tal-, Hang- und Höhenlagen
Geschichte: 1337 erstmals urkundlich erwähnt, altes Fuhrmannsdorf, Eisenbahnstation seit 1898 (1997 Verkehr eingestellt (in *Gräfenthal* – Gebiet des Herzogtums Sachsen-Meiningen – 1802 ein Olitätenhändler/Balsamträger nachweisbar)

16. Gräfinau: 1683 – 11 Olitätenhändler/Balsamträger
Lage: im Ilmtal, sechs km östlich von Ilmenau
Geschichte: 1282 erstmal erwähnt, Name geht auf *graeflich Ouwe* (gräfliche Aue) zurück; das Dorf gehörte zum Schwarzburg-Rudolstädter Amt Stadtilm, wurde 1924 mit dem zum Schwarzburg-Sonderhäuser Amt Gehren zählenden Dorf Angstedt östlich der Ilm zu Gräfinau-Angstedt vereinigt.

17. Großbreitenbach (zum Fürstentum Schwarzburg-Sondershausen)
Lage: auf einer Hochfläche im Thüringer Schiefergebirge, an der westlichen Nahtstelle zum Thüringer Wald, im Wassereinzugsgebiet der Schwarza
Geschichte: 1399 erstmals als *Breytenbach* erwähnt, erste Siedlungen vermutlich bereits 1150, Marktrechte 1550; Pfarrhaus ab 1645 bekannt, 1660 erste Apotheke durch *Johann Matthias Mylius* eröffnet, ab 1779 Porzellanherstellung; 1868 durch einen Stadtbrand zum großen Teil zerstört – *Sehenswürdigkeiten*: St. Trinitatiskirche von 1680/90 (größte Holzfachwerkkirche Thüringens), Rathaus mit dem Fürstenbrunnen

18. Großgölitz
Lage: am Fuße der Kesselbergwände aus Muschelkalk in einer Mulde bei Bad Blankenburg
Geschichte: erste urkundliche Erwähnung 1362, Ansiedlungen seit dem 11./12. Jahrhundert; Weinanbau seit dem 13. Jahrhundert – gleichzeitig wahrscheinlich auch Lavendelanbau; heute Ortsteil von Bad Blankenburg.

19. Herschdorf: 1887 – 9 Olitätenhändler/Balsamträger
Lage: auf einer Hochfläche zwischen dem 808 m hohen Langen Berg im Westen und dem Schwarzatal im Osten; Umgebung von Hochwiesen geprägt, waldarm; Lage des Ortes (Haufendorf) auf etwa 650 m Höhe; Lage an der wichtigen Handelsstraße für Fuhrleute bis nach Mecklenburg im Norden und Tirol im Süden
Geschichte: 1370 als *Hertwygestorf* erwähnt; Rechte am Ort hatten das Amt Schwarzburg und auch das Koster Paulinzella sowie das Hospital in Königsee; Bewohner lebten vom Flachsanbau, vom Fuhrgewerbe und vom Olitätenhandel.

20. Königsee: 5 Olitätenhändler/Balsamträger 1673 – Amtsstadt für das Ausstellen der Pässe der Olitätenhändler/Balsamträger
Lage: in einem Seitental des Schwarzatals am Nordosthang des Thüringer Waldes; an der geologischen Trennlinie zwischen dem Zechsteingürtel im Süden und dem Buntsandstein im Norden
Geschichte: erstmals 1198 als *Kungesse* erwähnt, 1257 als Stadt urkundlich (Stadtrecht 1365 bestätigt), erhielt durch Günter XXXII. von Schwarzburg

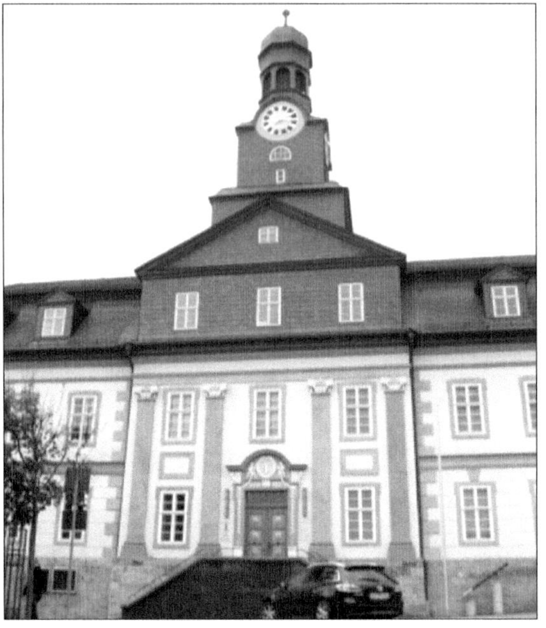

Das stattliche Rathaus von Königsee

Privilegien wie Münzstätte, niedere Gerichtsbarkeit durch den Rat; Bergbau (Eisen, Silber, Kupfer, Blei) im 15./16. Jahrhundert; ab 17. Jahrhundert *Olitätenhandel* und Schuhmacherei; Verbot des Olitätenhandels im 19. Jahrhundert (Folge: Auswanderungen nach Amerika)

21. Langewiesen (um 1800 ein Laboratorium des Laboranten Enders – nach Petry); 1832 eine Vitriol- und Scheidewasserbrennerei
Lage: zwei km östlich von Ilmenau, im Tal der Ilm am Nordostrand des Thüringer Waldes, zählt zum Paulinzellaer Buntsandstein-Hügelland
Geschichte: 932 als *Langwizza* genannt (Bezug auf den damaligen Langwitzgau), im Mittelalter zu den Erfurter Besitzungen des Erzbistums Mainz – die Grafen von Schwarzburg damit belehnt; Fuhrmannsgewerbe – gehörte später zum Fürstentum Schwarzburg-Sondershausen.

22. Leibis – 1711 in den Vereidungslisten 11 Olitätenhändler, 1863 noch 2 Händler
Lage: an der Einmündung der Lichte in die Schwarza
Geschichte: 1386 erstmals urkundlich erwähnt, im späten 17. Jahrhundert von Köhlern, Harzscharrern und Waldarbeitern bewohnt (12 Häuser mit 60 Bewohnern) – 1994 Umsiedlung auf Grund des Baus der Talsperre Leibis-Lichte (Entstehung von Neu-Leibis)

23. Lichte: 5 bzw. 6 Olitätenhändler/Balsamträger 1863/1887
Lage: im Thüringer Schiefergebirge am Rennsteig, erstreckt sich bis in die Täler der Lichte und der Piesau
Geschichte: Porzellanherstellung seit 1764 (Wallendorfer Porzellan), bis 1920 entlang der Lichte geteilt: Osten zum Sachsen-Meiningischen Kreis Saalfeld, Westen zum Schwarzburg-Rudolstädtischen Landratsamt Königsee

24. Lichtenhain: 1679 und 1683: 6, 1710: 25, 1711: 38, 1863: 22, 1887: 18 Olitätenhändler/Balsamträger
Lage: Naturpark Thüringer Wald, an der alten Handelsstraße von Erfurt nach Nürnberg, heute Ortsteil von Oberweißbach (s. dort)
Geschichte: 1455 urkundlich erwähnt, im Dreißigjährigen Krieg verwüstet, Haupterwerb ursprünglich Forstwirtschaft, Köhlerei und Pechsiederei, später Olitätenhandel; 1923 Betrieb der Oberweißbacher Bergbahn eröffnet

25. Lippelsdorf – 1698 ein Olitätenhändler nachweisbar
Lage: Ortsteil der Stadt Gräfenthal im Thüringer Schiefergebirge, bei Schmiedfeld (s. dort)
Geschichte: 1379 erstmals urkundlich erwähnt, Standort einer historischen Porzellanmanufaktur

26. Mankenbach: 7 (1711), 2 bzw. 5 (1863 bzw. 1887) Olitätenhändler/ Balsamträger
Lage: südlich von Oberhain (s. dort) auf dem gleichen Hochplateau des Thüringer Schiefergebirges
Geschichte: 1370 erstmals urkundlich erwähnt, Walddorf, begrenzt Wald- und Forstwirtschaft, früher Betrieb einer Eisenhütte, Olitätenhandel

27. Mellenbach: 1 (1683), 8 (1710), 11 (1711), 8 (1863), 7 (1887) Olitätenhändler/Balsamträger
Lage: Straßendorf Mellenbach-Glasbach über 5 km im Schwarzatal (mit fünf Ortsteilen), im unteren Schwarzatal 380 m Höhenlage; Ortsteil Mellenbach im unteren Drittel im Schwarzatal, die oberen Teile in einem rechten Seitental der Schwarza, vom Mellenbach durchflossen, nach Oberweißbach (s. dort) steil ansteigend
Geschichte: 1315 als *Melnbach* erstmals urkundlich erwähnt; zu den Kulturdenkmälern zählt die ehem. Pharmazeutische Fabrik in der Karl-Marx-Straße 24 sowie das Gebäude der ehem. Thermometerherstellung in der Karl-Marx-Straße 93

28. Meura: 1664 und 1679 je 1, (1683: 5), 1711: 32, 1711: 59, 1762 im Ort 45 Olitätenhändler, 13 Betreiber von „Brandwein-Blasen", 6 Laboranten und 1 Apotheker; 1863: 22 Olitätenhändler/Balsamträger
Lage: im Thüringer Schiefergebirge, Höhenlage 500 bis 700 m, am Hang des Sorbitztales
Geschichte: Meura von *mûra* bzw. *muere* (althochdeutsch für Mauer), vermutlich Zusammenhang mit den in der Nähe liegenden Meurasteinen – mauerartig am Gesbirgshang emporragenden Felsen oder in der Bedeutung als Grenzort; 1370 erstmals urkundlich als *Meire* erwähnt, 17./18. Jahrhundert Holz- und Olitätenhandel

29. Meuselbach: 1710 (29), 1711 (35), 1863 (22), 1887 (18) Olitätenhändler/ Balsamträger
Lage: auf einer Hochfläche am Ostrand des Schwarzatales im Norden des Thüringer Schiefergebirges
Geschichte: 1354 erstmals als *Muzilbach* urkundlich erwähnt, bis zur Reformation eine zu Mellenbach gehörende Niederlassung aus nur 25 Häusern, Pest 1626 und 1635, 1640 durch schwedische Truppen geplündert, nach dem Dreißigjährigen Krieg Olitätenhandel und Fuhrwesen; 1745 Gründung des in Deutschland ältesten Pharmaunternehmens Fa. *Lichtenheldt* (Beginn der industriellen Herstellung von Heilmitteln); bis 1918 zum Amt Königsee, 1922 Meuselbach (Fürstentum Schwarzburg-Rudolstadt) und Schwarzmühle (Fürstentum Schwarzburg-Sondershausen) vereinigt

30. Mittelweißbach – 1683: 1, 1710/1711: 5 bzw. 7 Olitätenhändler
Lage: s. Oberweißbach – nach Völker: „Die oberen Häuser von Mittel-Weißbach stoßen fast mit den untern Häusern vom Rudolst. Ober-Weißbach (251 H. u. 1500 E.) zusammen..."
Geschichte: noch im 19. Jahrhundert selbstständig – s. auch zu Oberweißbach

31. Oberhain – 1863. 7, 1887: 12 Olitätenhändler/Balsamträger
Lage: auf waldarmer Hochfläche zwischen dem Schwarzatal im Süden und dem Rinnetal im Norden
Geschichte: 1370 als *Obirn Hayn* urkundlich erwähnt, in früher Zeit Bergbau, später Fuhrwesen und Olitätenhandel

32. Oberweißbach – „1 Apotheke, auch wohnen hier viele Laboranten" (Völker) – 1679/1683: 24; 1709: 15; 1710/1711: 80; 1863: 87; 1887: 71 Olitätenhändler
Lage: im Naturpark Thüringer Wald im Weißbachtal
Geschichte: 1370 erstmals urkundlich erwähnt, vor 1600 Lehen der Herren

von Greußen, durch Kauf an den Graf (Fürsten) von Schwarzburg-Rudolstadt, frühes Zentrum (16. bis 20. Jahrhundert) der Herstellung und des Handels von Olitäten; 1919 bis 1923 Bau der Oberweißbacher Bergbahn. Geburtsort von Friedrich Fröbel (1782–1852).

33. Obstfelderschmiede
Lage: Talstation der Oberweißbacher Bergbahn; Walddorf im Tal der Schwarza, von den bewaldeten Hängen des Thüringer Waldes umgeben
Geschichte: 1456 Siedlung als „Schmiede an der unteren Schwarza" (*smitte an der nedirn swartze*) genannt; Ortsname nach der ab 1528 belegten Besitzerfamilie Obstfelder

34. Quelitz – 1709 ein Olitätenhändler
Lage: an der schluchtartigen Lichtetalstraße – heute Ortsteil von Unterweißbach (s. dort)
Geschichte: 1370 als Ansiedlung erstmals urkundlich erwähnt – Ursprung Furt über den Lichtebach; Hammermühle (Eisenhammer – zur Verarbeitung des damals in den Wäldern geschürften Eisenerzes)

35. Reichmannsdorf – 1802: 31 Olitätenhändler/Balsamträger
Lage: auf den Höhen des Thüringer Schiefergebirges (zur Verwaltungsgemeinschaft Lichtetal am Rennsteig – s. dort)
Geschichte: s. Lichte oder Schmiedefeld

36. Rohrbach – 1710 zehn, 1711 (Vereidungslisten) ein Olitätenhändler bzw. 3 Olitätenhändler/Balsamträger; 1863 bzw. 1887. 8 bzw. 5
Lage: im Tal der Schwarzen Sorbitz im Thüringer Schiefergebirge, Marmorbrüche zwischen Rohrbach und Döschnitz (s. dort)
Geschichte: 1370 urkundlich erwähnt, Olitätenhandel bis ins späte 19. Jahrhundert, Schieferabbau (für Dächer und zur Griffelproduktion)

37. Saalfeld – 1802: 8 Olitätenhändler/Balsamträger
Lage: im Städtedreieck „Saalebogen" (zusammen mit Rudolstadt und Bad Blankenburg) – an der Saale in der Mitte des Saalebogens, südwestlich davon beginnt das Thüringer Schiefergebirge
Geschichte: 899 erstmals urkundlich erwähnt, karolingische Königspfalz; Kaiser Heinrich II. schenkte das Gebiet um Saalfeld 1012 dem Pfalzgrafen Ezzo von Lothringen; durch dessen Tochter Richeza 1056 an Erzbistum Köln, Gründung des Benediktinerklosters St. Peter und Paul 1071 oder 1074; Stadtrecht 1208 – Bestätigung durch die Grafen von Schwarzburg als damalige Lehnherren; 1389 an die Wettiner (bis 1918) – durch die Erfurter Teilung 1572 an Sachsen-Weimar (Schloss Saalfeld Baubeginn 1677; Stadtapotheke 1617–1620)

38. Schmiedefeld (Lichtetal) – 1698: 23, 1802: 35 Olitätenhändler
Lage: im Thüringer Schiefergebirge zwischen Saalfeld (nördlich) und Sonnberg (südlich) – in etwa 700 m Höhe (am südöstlichen Abhang des 802 m hohen Rauhhügels)
Geschichte: 1414 erstmals urkundlich erwähnt, ursprünglich den Grafen von Orlamünde gehörend, kam 1426 zum Haus Wettin (Amt Gräfenthal), von 1826 bis 1920 zu Sachsen-Meiningen; ehemals Abbau von Eisenerz. Olitäten/Kräutermuseum „Beim Giftmischer"

39. Schwarzburg – 1711 in der Vereidungsliste 12 Olitätenhändler
Lage: an der Nordabdachung des Thüringer Waldes am Fluss Schwarza
Geschichte: Ersterwähnung 1071 als *Swartzinburg* in einer Grenzbeschreibung des Orlagaus; Dorf unterhalb der Burg (erste Beschreibung der Burganlage 1371), später Ausbau zum Schloss (ab Mitte des 16. Jahrhunderts), ab 1584 an das Haus Schwarzburg-Rudolstadt, 1664 festungsartiger Ausbau, ab 1710 (Erhebung der Grafen in den Fürstenstand) Umgestaltung zu einem Nebensitz – heute: Zeughaus und Kaisersaalgebäude zu besichtigen.

40. Sitzendorf: 7 Olitätenhändler (1711)
Lage: im Tal der Schwarza am Nordrand des Thüringer Schiefergebirges; ein etwa zwei Kilometer langes Straßendorf
Geschichte: 1370 in einer Erbteilungsurkunde als *Syczedorff* erstmals urkundlich erwähnt (abgeleitet wahrscheinlich vom Namen des Grafen Sizzo von Kevernburg (lebte im 11. Jahrhundert) – gilt als Stammvater des Schwarzburger Grafengeschlechts; im Mittelalter Erzbergbau, Salpetersiederei, 1706 Porzellanherstellung durch Georg Heinrich Macheleid (1762 nach Volkstedt verlegt). ® Regionalmuseum Sitzendorf auf dem Gelände der Porzellanmanufaktur (mit einer Dampfmaschine Baujahr 1913), Informationen u.a. über das Schwarzatal, Brauchtum, *Olitäten*, Goldwaschen.

41. Taubenbach – 1802: 4 Olitätenhändler/Balsamträger
Lage: Ortsteil von Schmiedefeld (s. dort)
Geschichte: 1552 erstmals erwähnt, Eingemeindung zu Schmiedefeld

42. Unterhain – 1710/11 zwei Olitätenhändler
Lage: östlicher Ortsteil von Oberhain (s. dort)
Geschichte: 1370 erstmals erwähnt, Bergbau, Land- und Forstwirtschaft (Ort mit vermutlich kultischem Ursprung – bezogen auf *Hain*)

43. Unterschöbling – 1863: 2; 1887: 3 Olitätenhändler/Balsamträger
Lage: südöstlich von Königsee (s. dort) in einer hügeligen, waldreichen Landschaft

Geschichte: 1366 Kirchspiel Dörnfeld-Unterschöbling erwähnt – als *Nyderschobelig*, 1950 der Stadt Königsee eingegliedert

44. Unterweißbach – 4 Olitätenhändler/Balsamträger 1863
Lage: Straßendorf im Lichtetal, im südlichen Gemeindegebiet Talsperre Leibis-Lichte
Geschichte: erste urkundliche Erwähnung im Erbzinsregister 1394, bis 1918 zur Oberherrschaft des Fürstentums Schwarzburg-Rudolstadt; Schieferbergbau

45. Watzdorf
Lage: im Rinnetal westlich zwischen Bad Blankenburg und Rottenbach (heute Ortsteil von Bad Blankenburg)
Geschichte: 1261 urkundlich erwähnt, ehemaliger Sitz eines Ritter/Kammergutes (im Besitz der Fürsten von Schwarzburg-Rudolstadt); Landwirtschaft, Brauerei, und Waldwirtschaft.

46. Wickersdorf
Lage: südlichster Ortsteil der Gemeinde Saalfelder Höhe, zwischen Saalfeld und den Kammlagen des Thüringer Waldes
Geschichte: 1454 erstmals urkundlich genannt

47. Wildenspring – ein Olitätenhändler; 1829 ein Laborant (Johann Adolph Obstfelder)
Lage: auf der Großbreitenbacher Hochfläche – mit dem Schwarzatal im Osten
Geschichte: 1370 urkundlich erwähnt, mit Rittergut derer von Holleben

48. Wittgendorf
Lage: oberhalb des Sorbitztales im Naturpark Thüringer Wald
Geschichte: 1267 erstmals urkundlich erwähnt – als eine der ältesten Ortschaften der Umgebung

49. Wittmannsgereuth
Lage: südwestlich von Saalfeld
Geschichte: 1337 erstmals urkundlich erwähnt, Eisenerzgewinnung als hauptsächlicher Erwerbszweig

In den 49 in der verwendeten Literatur genannten Orten waren nicht unbedingt Olitätenhändler ansässig – sie zählten aber zu diesen Dörfern, wenn dort u.a. Fuhrleute, Kräutersammler, Köhler, Zapfensammler (Kustensteiger), Spanschachtelmacher oder Glasmacher lebten.

Goethe im Thüringer Kräutergarten

Die Botaniker und Goetheforscher Günther *Schmid* (1888–1949) veröffentlichte 1937 ein Büchlein mit dem Titel „Goethe, Thüringer Laboranten und ein Faustsagenfragment“ (Halle). In Goethes Aufsatz „Der Verfasser teilt die Geschichte seiner botanischen Studien mit“ (1831) ist zu lesen:

„In jenen Waldgegenden [gemeint ist der Thüringer Wald] hatten sich nämlich, von den dunkelsten Zeiten her, geheimnisvoll nach Rezepten arbeitende L a b o r a n t e n angesiedelt und vom Vater zum Sohn manche Arten von Extrakten und Geisten bearbeitet, deren allgemeiner Ruf von einer ganz vorzüglichen Heilsamkeit durch emsige sogenannte Balsamträger erneuert, verbreitet und genutzt ward. Hier spielte nun der E n z i a n eine große Rolle, und es war eine angenehme Bemühung dieses reiche Geschlecht nach seinen verschiedenen Gestalten als Pflanze und Blüte, vorzüglich aber die heilsame Wurzel näher zu betrachten. Dieses war das erste Geschlecht, welches mich im eigentlichen Sinne anzog, dessen Arten kennen zu lernen ich auch in der Folgezeit bemüht war.“

G. Schmid stellt die Frage:
„Wann und wo könnte Goethe mit dem Laborantengewerbe in Berührung gekommen sein?

Den Zeitpunkt festzulegen, möge uns die Tatsache dienen, daß damals die Laboranten nur in einem ganz bestimmten Bezirk des Thüringer Waldes zu Hause waren. Die Händler, d. h. die Austräger der Arzneien, die Balsamträger, hießen vielfach auch ‚Königseer‘. Deswegen nämlich, weil ihre Pässe, die sie bei sich zu führen hatten, in der kleinen Amtsstadt Königsee ausgestellt wurden. Laboranten, wie auch die Händler, wohnten in Königsee nicht. Sie saßen weiter südlich und zwar auf den Höhen des Schiefergebirges im Gebiet des mittleren und oberen Schwarzatales und der Nebentäler. Die Laboranten-dörfer waren zu Goethes erster Ilmenauer Zeit die schwarzburgischen Ortschaften Oberweißbach, Cursdorf, Mellenbach, Rohrbach, Unterhain, Unterschöbling, Meura, Wittgendorf, Döschnitz. ‚Walddörfer‘ hießen sie noch immer, obgleich einige nicht mehr von dichtem Wald, sondern von mageren Ackerfluren umgeben waren.“

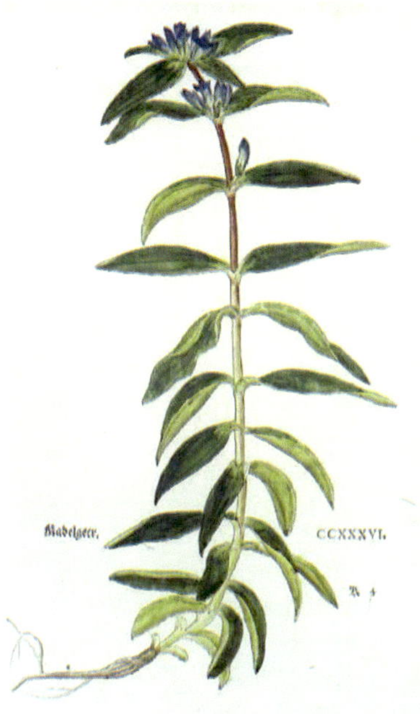

Kreuz-Enzian (Madelgeer) –
aus Leonhart Fuchs (1505–1565): *New Kreüterbuch* (1543)

Die konkrete Antwort zu der oben gestellten Frage leitet G. Schmid dann aus einem Brief Goethes an Herzog Carl August aus Ilmenau vom 5. Juli 1781 ab, in dem es heißt:
„Unsere Reise [mit seinem Freund Knebel] ist glücklich und gar angenehm bisher vollbracht. Schwarzburg, Blankenburg, Rudolstadt, Töschnitz [Döschnitz] haben wir besucht, von der Hitze etwas ausgestanden, doch auch ganz köstliche Morgen, Abende und Nächte gehabt...“

Goethe hatte von Ilmenau aus, wo er sich um die Wiederbelebung des Bergbaus kümmerte, eine Studienreise unternommen, mit dem Ziel, „Bevölkerung, Lebensverhältnisse und bergbauliche Dinge im Thüringer Wald des Nachbarstaates kennenzulernen. Rudolstadt sollte das Umkehrziel sein. Die einzigen Quellen dafür sind je ein kurzer andeutender Brief an Frau von Stein und an den Herzog Carl August. Anzunehmen ist, daß Goethe mit Knebel von Ilmenau aus nicht durch das Vorland des Gebirges auf Schwarzburg geradezu ritten, sondern aufstiegen – ‚in das Gebürge‘, heißt es bei Goethe –, also auf einem Umweg Schwarzburg erreichten, wobei sie durch Laborantendörfer kommen mußten. Karl Ludwig von Knebel, der weimarische ‚Urfreund', ging mit dem Dichter, welcher in dem Zeitabschnitt dieser Jahre allmählich zum Mineralogen, Botaniker und Zoologen heranreifte, in allen Dingen ergeben mit. Wir wissen aus späterer Zeit, daß auch er eifrig Mineralien, Fossilien, Pflanzen und Knochen sammelte. Von Schwarzburg über Blankenburg ritt man nach Rudolstadt, um dort zu übernachten, und, auf einem neuen Umweg, über ‚Teschnitz' (= Döschnitz) nach Ilmenau zurück..."

G. Schmid geht daran anschließend vor allem auf die Pflanzen in der Umgebung von Schwarzburg ein und schrieb:
„Soviel ist gewiß, um von Döschnitz nach Ilmenau zu gelangen, mußte mindestens noch ein Laborantendorf, wahrscheinlich aber mußten deren mehrere berührt werden. Übrigens war auch Schwarzuburg selber Laborantenort, von untergeordneter Bedeutung zwar, doch dürfte seine Umgebung einst als ein beachteter Pflanzenstandort hervorgetreten sein..."

In einem Reiseführer aus dem Jahr 1812 (K. E. A. von Hoff und C. W. Jacobs, Der Thüringer Wald besonders für Reisende geschildert) sind botanisch-floristische Angaben enthalten – in der Umgebung des Schlosses Schwarzburg werden auch vier Arten Enzian genannt: Kreuz-Enzian (*Gentiana cruciata*), von dem die Wurzel und auch Blätter und Stängel verwendet wurden, außerdem der bittere Enzian (*G. amarella*), der gefranste Enzian (*E. ciliata*) und der Lungen-Enzian (*G. pneumonanthe*), die als ganze Pflanzen werden ihre Gehalte an Glykosiden für Heilmittel genutzt wurden. Dazu merkte G. Schmid an: „Jetzt sind diese Pflanzen – die übrigens in Thüringen unter Naturschutz stehen – nicht mehr Apothekerware; sie waren es eigentlich auch damals schon nicht mehr. Im Schwarzatal werden sie inzwischen längst verschwunden sein. Bemerkt sei noch, daß der große gelbblühende Enzian (*E. lutea*) der Alpen mit dem starken, ergiebigeren Wurzelwerk, dessen Droge als Radix Gentianae gehandelt wird, in und am Thüringen Wald nie zu Hause gewesen ist. Seine ehemaliges Vorkommen an mehreren Stellen in der Umgegend von Arnstadt beruhte auf künstlicher Verpflanzung, die zwischen 1807 und 1817 und dann wohl auch noch einmal später geschah."

An Frau von Stein schrieb Goethe aus Ilmenau am 5. Juli 1781:
„Wir sind gestern abend wieder hier angekommen.. Knebel ist sehr brav und unterhaltend. Es ist uns auch wohlgegangen, wir haben sehr mannigfaltige Sachen gesehen, schöne Gegenden, und verschiedene Menschenerscheinun-

gen in allerlein Stil. Wir sind in S c h w a r z b u r g, das sehr interessant liegt, wie Du aus einer leider nur umrissen Zeichnung sehn wirst, gegangen…“

Aus den wenigen Briefstellen schließt G. Schmid, dass Goethe nicht nur mineralogische Interessen verfolgt hat – bzw. Bergbau und auch Straßenbau, sondern sich auch – „so kurz unsere Reise war, so unterhaltend und angenehm war sie“ (Goethe an Frau v. Stein) – für die Botanik und vielleicht auch für die Thüringer Laboranten interessiert bzw. sie zumindest wahrgenommen hat. Dafür spricht die Nennung des Ortes D ö s c h n i t z, den er „Töschnitz“ bzw. „Teschnitz“ in den genannten Briefen schrieb. 1996 wurde zum Gedenken an den Besuch Goethes in Döschnitz ein *Goethebrunnen* eingeweiht.

Zur Charakterisierung dieses Laborantendorfes verwendet G. Schmid Texte aus Schüleraufsätzen, die Ludwig Friedrich *Hesse* gesammelt und geordnet in 23 Bänden zusammengefasst hat, die in das Thüringische Staatsarchiv zu Rudolstadt gelangten. Über Döschnitz sind darin (im 3. Band) 12 Aufsätze enthalten.

Ludwig Friedrich Hesse (1783–1867), geboren in Rudolstadt, hatte in Leipzig Theologie, Altertumswissenschaften und Philologie studiert und 1805 promoviert. Er wirkte zunächst als Collaborator (Hilfslehrer) am Gymnasium in Rudolstadt und war zugleich stellvertretender Leiter der fürstlichen Bibliothek. Er stieg im Gymnasium über den Subrektor (1807) und Professor (1810) bis zum Direktor (1819) auf. 1837 verließ er das Gymnasium, um als Archivar und Bibliothekar der Rudolstädter Bibliothek bzw. des Archivs tätig zu werden. Er veröffentlichte zahlreiche Werke zur Geschichte Thüringens.
Aus den genannte Schüleraufsätzen werden im Folgenden einige Ausschnitte zitiert, welche den Ort bzw. die Landschaft um Döschnitz zu Goethes Zeit um 1800 beschreiben – der Rechtschreibung unserer Zeit angepasst:
„Ringsherum ist *Döschnitz* mit Hügeln und Bergen umsäumt, die ein schönes und angenehmes Tal bilden. Langsam durchrieselt in Schlangenkrümmungen dieses florreiche Tal ein Bach, die Sorbitz genannt, welche eine halbe Stunde über dem Orte, unter Volkmannsdorf, einem kleinen Dorfe, entspringt, sich dann nach und nach durch unzählige Quellen verstärkt, eine Stunde unter Döschnitz, bei *Sitzendorf* in die Schwarza ergießt. (…) Ein steiler Fußsteig, der Kirchsteig genannt, führt nach *Rohrbach*, welches Dorf, nebst *Meura*, *Wittgendorf* und *Bockschmiede* zu Parochie der Kirche zu *Döschnitz* gehört. Am Abhange des Hügels überschaut stolz und erhaben (die Kirche) das ganze Dorf, welches sich eine Viertelstunde lang in dem engen Tal hinaufzieht. (…)“

In diesem Aufsatz eines Schülers mit Namen *Höfers* („Schilderung der Umgebungen von Döschnitz nebst einer kurzen Beschreibung des Dorfes selbst", Bl. 149–154) ist auch eine Liste von Pflanzennamen (mit Bezeichnungen nach Linné) enthalten, in der sich 30 Apothekergewächse in und um Döschnitz mit Angaben zur Häufigkeit befinden.

In weiteren Aufsätzen ist zu lesen, dass das Dorf aus 56 Häusern mit 285 Menschen bestehe (*Elsaeßer*, Bl. 164–168) und ein weiterer Schüler gibt die Einwohnerzahl mi 312 an und fügt hinzu: „Gute Sitten herrschen hier größtenteils, da die Einwohner durch ihren Handel in fremde Länder mehr gebildet sind." (Christian Lorenz *Sommer*, Bl. 174–176) Und ein Schüler mit ebenfalls dem Namen *Höfer* schrieb: „Die Einwohner nähren sich hauptsächlich von Medizinalhandel und der Ökonomie (gemeint ist die Landwirtschaft), die aber doch der Medizinhandel überschreitet. Im Pflanzenreich gibt es eine unzählige Menge von Kräutern, welche besonders in der Medizin gebraucht werden. (Bl. 159–160).
G. Schmid erwähnt auch noch die Schachtelmacherei in Bezug auf den Laborantenhandel und schrieb darüber:
„Es ist noch bezüglich des Laborantenwesens der Schachtelmacherei zu gedenken, eines bodenständigen Handwerks, das in *Mellenbach, Meuselbach, Blumenau* und *Meura* zu Hause war... Eine armselige Hausindustrie: man fertigte Schachteln von jeder Größe, pfenniggroße für Safran, kreuzergroße für Pillen, größere für Arzneigläser. Die Arbeiter (immer halfen dem Vater Frau und Kinder, so oft das Hauswesen oder die Schule eine Stunde frei ließen) verstanden ihre einfachen Werkzeuge so fertig zu handhaben, daß man über ihre Leistungen erstaunte." Berichtet wird, dass ein Knabe in 5 Minuten 700 Deckel aus dem dazu gespaltenen Brettchen ausmeißelte.
Und zu Goethes Zeit merkt G. Schmid noch an:
„Übrigens war auch die Bauart der Laborantenhäuser bemerkenswert. Jeder Laborant hatte wohl deren mehrere. Eines, mit großen, luftigen Böden, war zum Trocknen der Wurzeln und Kräuter erforderlich.
Vielleicht *hatten* Goethe und Knebel in einem Laborantendorf übernachtet? Vielleicht waren sie Balsamträgern begegnet?"

Aus den Briefen der ersten Tage des Monats Juli 1781 können dazu keine Hinweise entnommen werden, jedoch lässt sich vor allem die zweite Frage von G. Schmid wohl mit einem Ja beantworten, denn die Balsamträger fielen natürlich durch ihre Tracht auf – den blauen Kittel, den eigentümlich geform-

ten Thüringer Hut, die leinenen oder rehfarbenen Tuchgamaschen bis über die Kniee und vor allem durch das schwer belastete Holzreff auf dem Rücken, daher auch als *Buckelapotheker* bezeichnet.
Zu Goethes Zeit trugen die Buckelapotheker ihre *spätbarocke Zunfttracht* – schwarzer Dreispitz, brauner Schoßrock, rote Weste, Hemd und weißes Halstuch.

Den literarischen Bezug stellt G. Schmid dann zum Wort *Balsam* in Goethes FAUST dar.
Fausts Worte in der Hexenküchen-Szene (Faust, 1. Teil) lauten:

Hat die Natur und hat ein edler Geist
nicht irgend einen B a l s a m ausgefunden?

Mephisto fordert in derselben Szene *ein gutes Glas von dem bekannten Saft* – von der Hexe darauf mit folgenden Worten angeboten:

Gar gern! Hier hab ich eine Flasche,
aus der ich selbst zuweilen nasche,
die auch nicht mehr im mindsten s t i n k t!
Ich will euch gern ein Gläschen geben.

Dazu passt der *Schmalkaldische Balsam*, das „stinkende Philosophenöl“, das G. Schmid als „das verbreiteste Medikament der Thüringer Laboranten in den Sinn kommen muß“. (s. im Kapitel „Schwefelbalsame“)

Friedrich Schillers Diener RUDOLPH aus einer Unterweißbacher Laborantenfamilie

Im sogenannten *Rudolstädter Sommer* 1788 schrieb Friedrich Schiller am 20. August aus Rudolstadt an Gottlieb Hufeland, Juraprofessor in Jena:
Es ist hier eine herrliche Gegend und im Beulwitzschen und Lengefeldischen Hause habe ich mich überaus wohl.

Im April bis November 1788 weilte Schiller – nach einem ersten Besuch 1787 mit seinem Freund Wilhelm von Wolzogen (1762–1809, verheiratet mit Karoline, geb. von Lengefeld, geschiedene von Beulwitz) – in der kleinen Residenzstadt, wo sich die Liebe zu Charlotte von Lengefeld entwickelte und es am 7. September zu einer ersten persönlichen Begegnung mit Johann Wolfgang von Goethe kam.

Im heutigen *Schillerhaus* zu Rudolstadt fand möglicherweise auch der erste Kontakt zum Laboranten Johann Nicolaus Rudolph statt, der von Oberweißbach nach Unterweißbach gezogen war, um dort das Medizinalgewerbe zu betreiben – durch eine Rechnung über „1 Rthlr, 21 Gr. für laborieren", für die Herstellung von Medikamenten. D. h. im Hause Lengefeld gab es Olitäten aus Unterweißbach. Johann Nicolaus Rudolph heiratete Anna Elisabeth Jahn aus Quelitz (heute Ortsteil von Unterweißbach) und als drittes Kind wurde Schillers späterer Diener *Georg Gottfried Rudolph* am 6. August 1778 nach der Angabe im Taufbuch der evangelisch-lutherischen Kirchengemeinde Unterweißbach geboren.

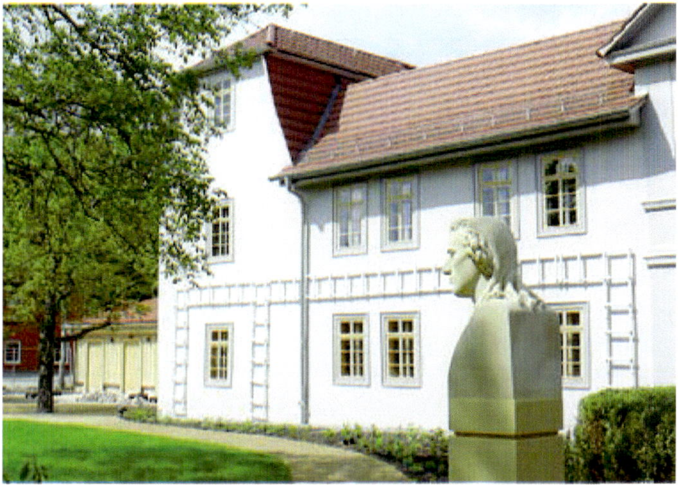

Das heutige *Schillerhaus* in Rudolstadt ist ein Literaturmuseum – 1720 vom Hofjägermeister Wolfgang Rühm erbaut, in das 1775 Louise von Lengefeld nach dem Tod ihres Ehemannes mit den beiden Töchtern Charlotte und Caroline einzog. 1784 hatte auch Friedrich von Beulwitz, der erste Ehemann Carolines, eine Wohnung im Haus gemietet. 1996 kam es in den Besitz der Stadt, von 2005 bis 2009 wurde es saniert und am 9. Mai 2009 (Todestag Schillers) als Museum eröffnet.

Im *Schillerhaus Weimar* (Schillers Wohnhaus) fällt das *Dienerzimmer* in der Nähe des Eingangs- und Wirtschaftsbereichs im Erdgeschoss durch seine Größe auf. Es wird nicht nur als geräumig, sondern sogar als „für die Verhältnisse fast schon luxuriös“ bezeichnet. Georg Gottfried Rudolph soll Schiller sehr nahe gestanden haben, ihn gepflegt und mit Medikamenten versorgt sowie auch viele Schreibarbeiten für ihn besorgt haben – er wird als „ein treuer Diener“ bezeichnet, „der seinen geliebten Herrn noch mit in den Sarg eingelegt hat“. (Wikisource „Eine Wanderung durch die Friedhöfe Weimars“) Zu Rudolphs Tätigkeiten gehörte u.a. das Heizen der Räume, der Empfang von Gästen, Botengänge und auch das Reisen zusammen mit der Familie.

Auf der Internetseite von Unterweißbach ist auch die Tafel an Rudolphs Geburtshaus mit der Inschrift „Geburtshaus von Georg Gottfried Rudolph geboren am 6. August 1778 Diener, Schreiber, Vertrauter Friedrich Schillers“ abgebildet. Auf dem Kreuz seines schlichten Grabes in der Nähe der Fürstengruft auf dem Historischen Friedhof in Weimar ist auf dem Kreuz zu lesen:

„Hier ruht in Gott Georg Gottfried Rudolph, geboren den 5. (?) August 1778 zu Unterweißbach, starb den 24. April 1840 zu Weimar.“ Sein Grab bzw. das Kreuz findet man links von der mit Linden bepflanzten Friedhofsallee, die zur Fürstengruft führt.

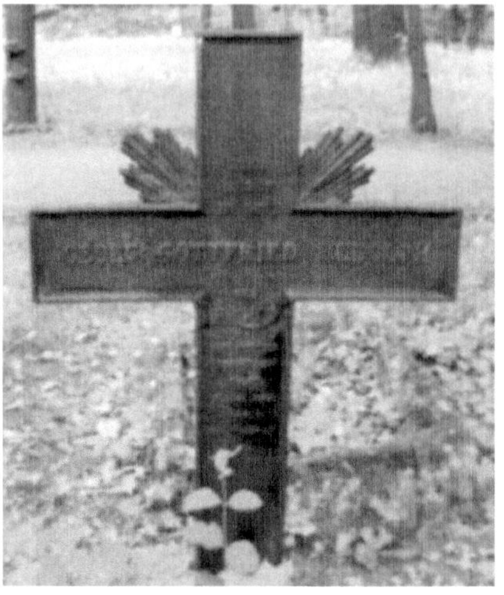

Auf der zitierten Wikisource-Seite folgt der Text: „Es war dieser *Rudolph*, Schiller's treuer, letzter Diener, der seinen geliebten Herrn noch mit in den Sarg eingelegt hat.“ – Schiller verstarb am 9. Mai 1805.
In seinem 2012 erschienenen historischen Roman „Der Sohn des Buckelapothekers. Friedrich Schiller in den Erinnerungen seines treuen, Dieners, Sekretärs und Vertrauten Georg Gottfried Rudolph“ geht der Autor Dietrich Neuhaus von einer im Heimatmuseum von Unterweißbach in einer Kräuterschatulle der Olitätenhändler gefundenen (fiktiven) Handschrift aus – bestehend aus „zwei schlichte(n), braune(n) Oktvahefte(n)“: *„auf dem einem Heft in alter deutscher Kurrentschrift: ‚**Ich, Sohn eines Buckelapothekers**'.*

In diesem Roman erfahren wir nicht nur viele Einzelheiten über den Dichter sondern Einiges zum Verfasser und über die Tätigkeit seines Vaters. Er bezeichnet sein Dorf als *„das ‚Dorf der Balsamträger'. Denn es gibt davon mehr als zwei Dutzend davon in unserem winzigen Nest.“*
Er berichtet, dass es sich um *starke Kerle* handele, die weit über das Land wandern würden – bis zu fünfzig Kilometer am Tag, und dass sie schwer zu tragen hätten. *„Das Reff ist über und über gefüllt mit Arzneien, sorgsam verpackt in Spanschachteln, metallenen Büchsen und ledernen Beuteln, doch*

auch Flaschen und irdene Gefäße" würden verwendet für ihre Heilmittel, die aus *„heimischen Kräutern, Blättern und Blüten, dem heilsamen Reichthume der Natur"* stammen würden.
Rudolph berichtet, dass er die Schule hätte besuchen können und dass sein Vater auch im Hause der Familie von Lengefeld in Rudolstadt gewesen sei, wo sich auch der Dichter Schiller, der gerade an Zahnschmerzen gelitten habe, seine Mutter und seine Schwester aufgehalten hätten. Sein Vater habe ihn später auch mit auf die Wanderungen genommen und so wäre er auch in Jena in das (Garten)haus von Schiller gekommen, wo er ihn als *Musterschüler* vorgestellt habe. Schiller habe *„ein Augenwasser, etliche Badepulver und Verdauungspillen"* gekauft und dafür 1 Reichsthaler und 21 Groschen bezahlt (s.o.).

Da Schillers Diener gerade heiraten und aus dem Dienst Schillers ausscheiden wollte, so kam Rudolph zum Hofrat Schiller, als *„der Sohn eines Buckelapothekers, (...), war später auch sein Schreiber und Sekretär, bald sogar Reisebegleiter und Betreuer, zuletzt des armen Mannes Krankenpfleger und Bestand auch."*

Im Vorwort des historischen Romans erfahren wir vom Autor, dass er Teile des Originals, in denen es detailliert um die damaligen Naturheilkunde ging, gekürzt oder gar gestrichen habe. Und so erfahren wir darüber auch nur wenig. Nur im Zusammenhang mit einem nochmaligen Besuch des Vaters in Schillers Gartenhaus in Jena ist zu lesen, dass sein Vater ihm aus seinem Reff *„starkes Fieberpulver, Krampftropfen, Melissengeist, Herztinktur, Augenwaser, Verdauungspillen, Halsbalsam, Hustentee und Schnupfensalbe, Gelenkpflaster, Mohnkügelchen und Baldrianwasser für besseren Schlaf sowie das beliebte Lebenselxier"* in geringer Menge zusammengestellt habe – mit den Preisen versteht sich – und mit der Empfehlung dem Dichter bei Bedarf reichlich davon zu geben, bis eine Linderung eintrete. Auch ist zu lesen, dass Rudolph im Arbeitszimmer von Schiller ein kleines Arznei-Regal eingerichtet habe, dass sogar Goethe (stets Göthe geschrieben) bei einem Besuch bestaunt habe.
Nach dem Tod Schillers (9. Mai 1805) erhielt Rudolph zunächst eine Anstellung beim Verleger Cotta in Tübingen. Das Heimweh habe ihn aber veranlasst, wieder nach Weimar zurückzukehren und durch die Vermittlung von Charlotte Schiller eine Stellung in der Kanzlei der Großfürstin Maria Pawlowna (1786–1859, ab 1804 Ehefrau des Erbherzogs Carl Friedrich von Sachsen-Weimar-Eisenach) anzunehmen. Er wurde mehrmals befördert – vom Skribenten in der Schatullenverwaltung der Großfürstin bis zum Hofkassierer auf, wobei sein Jahreslohn ebenfalls anstieg, von 25 Talern bei Schiller auf 450 Reichsthaler.

Zur Geschichte ausgewählter Heilmittel aus dem Thüringer Kräutergarten

Auf den Gebrauchsanweisungen der Thüringer Hausmittel, von denen einige im folgenden Kapitel zitiert werden, ist auch ein Text abgedruckt, in dem sich die Hersteller vor allem auch gegen Vorwürfe wehrten, ihre Erzeugnisse seien *Geheimmittel*. Er lautete (zitiert nach A. Werlich 1995):

„Thüringer Hausmittel
Thüringer Hausmittel sind Erzeugnisse, deren Heilwirkung sich auf die wirksamen Bestandteile der seit Hunderten von Jahren als heilsam bekannten Blätter, Blüten, Wurzeln und Früchte des Pflanzenreiches etc. aufbaut. Die Fabrikation der Thüringer Hausmittel lag schon lange vor dem Jahre 1740 in den Händen der sogenannten »Kunsterfahrenen Laboranten«, deren Erzeugnisse wieder von besonderen Leuten, den sogenannten »Königsee'ern« in alle deutschen Lande und weit hinein nach Österreich, der Schweiz und den Niederlanden getragen wurden.

Der »kunsterfahrene Laborant«, von seinem Landesgesetz geschützt und von der vorgesetzten Medizinalbehörde persönlich oder in seinen Rezepten laufend geprüft, ist nicht bei seinem alten Fabrikationsverfahren und seinen »Qualitäten« stehengeblieben, sondern hat scharfen Schritt gehalten mit der fortschreitenden Wissenschaft. Die älteren und größeren Betriebe werden schon seit vielen Jahren von tüchtigen Chemikern und Apothekern geleitet, und ihre Erzeugnisse – in sorgfältigst ausgearbeiteten Fabrikationsverfahren vermittelst modernster Maschinen und Apparatur-Anlagen gewonnen – sind schon lange durch alle Apotheken erhältlich.
Die Thüringer Hausmittel sind keine Geheimmittel!
Sie sollen bei Krankheit nicht von der Hinzuziehung des Arztes abhalten, sondern überall zur Hand sein, um jene kleine Krankheitsunfälle erfolgreich zu bekämpfen, deren der Mensch täglich ausgesetzt ist, besonders wenn er nicht so rasch zum Arzt kam und doch, um nicht schwer zu erkranken, einstweilen vorbeugen möchte.

Die Zusammensetzung der Thüringer Hausmittel ist auf jeder Packung ersichtlich und läßt jeden Fachmann und jeden Laien erkennen, daß die Hausmittel nichts Geheimes und nichts Schädliches enthalten und daß sie nichts weiter sind und sein wollen, als
Volks-Hausmittel.

Die in Thüringen ansässigen Firmen der Branche haben sich zu einem Verband (Verband chemisch-pharmazeutischer Betriebe Thüringens, Sitz Weimar) zusammengeschlossen, der streng darüber wacht, daß neben den alten Nebenlieferungen nur einwandfreie und heilsame Thüringer Hausmittel hergestellt werden, deren Kontrolle einem anerkannten Fachmann durch den Verband übertragen ist.

Der Text gilt als Merkmal eines dem Verband angeschlossenen, in seinen Fabrikaten anerkannten Betriebes. Der Text darf von keiner anderen Seite nachgedruckt oder mißbraucht werden.

Nachdruck oder Mißbrauch wird strafrechtlich verfolgt."

MEUSELBACH

Die Geschichte vom *HINGFONG*

1745 wurde in Meuselbach die pharmazeutisch-chemische Fabrik Meuselbach (Thüringer Wald) gegründet. Schon Johann Balthasar und Johann Nicolai(o) Lichtenheldt waren seit 1694 als Laboranten und Olitätenhändler und Gründer der Firma tätig.

1913 wurde im „Deutschen Kolonial-Atlas" das Produkt „Licht-Hingfong-Essenz, Laboratorium Lichtenheldt in Meuselbach 166, Thüringer Wald" angeboten.

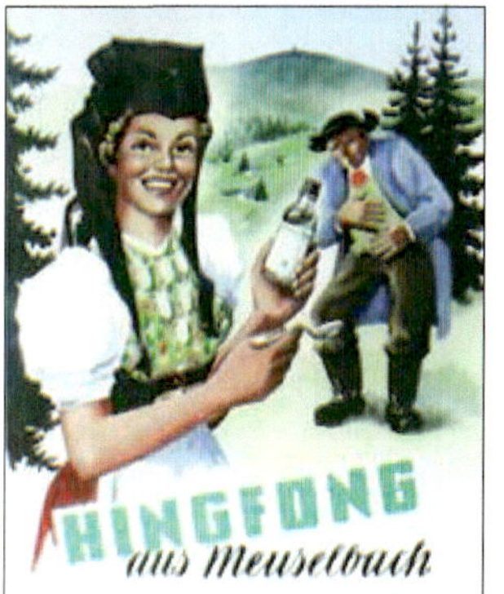

In „Merck's Warenlexikon für Handel, Industrie und Gewerbe" (Hrsg. A. Beythien und E. Dreßler, 7. Aufl. 1920) ist zu lesen:
„**Hiengfongessenz** ist ein mit Chlorophyll grün gefärbter spirituöser Auszug aus Lorbeerblättern und -früchten, Krausenminze, Pfefferminzöl und verschiedenen anderen ätherischen Ölen. H. wird auch durch Destillation hergestellt und in der Volksmedizin gebraucht."

Axel Helmstädter berichtete 1993 in seinem Beitrag „Nomen est Omen? Pseudoexotische Fertigarzneimittel" (Pharmazie 138, Nr. 1, 34–37) auch über die *Hiengfong-Essenz* oder *Hiengfong-Tinctur*. In einer Tabelle führt er zahlreiche Hersteller an – u.a. in Hannover, Ratingen, München, Hamburg und Leipzig (pharm.-chem. Firmen bzw. Apotheken), aber auch in Oberweißbach, Gößnitz, Königsee und

Oberhain. Helmstädter schrieb unter der Überschrift „Nur der Name klingt chinesisch“: „In Wahrheit war auch vor einhundert Jahren nichts Chinesisches an Hienfong. Einer zeitgenössische Analyse zufolge handelte es sich um »eine dünne weingeistige Tinctur von der Farbintensität eines hellen Weißweines aus den trockenen Früchten und Blätter des Lorbeerbaumes, versetzt mit 8 Proc. Aether, 1 ½ Proc. Anisöl, Fenchelöl, Lavendelöl und Rosmarinöl«. Weiter merkt Helmstädter an: „»Hienfong« war das Motto der chinesischen Regierungsperiode von 1851 bis 1862 und bedeutet »umfassender Reichtum«.“ Eine andere „Übersetzung“ von *hien – fong* lautet beispielsweise „Himmelssegen“ und auch eine volkstümliche Deutung wird vermutet, dass es sich um eine Wortschöpfung angelehnt an die beiden Wörter aus dem hiesigen Dialekt *hing* (hinten) und *fong* (gefunden) handeln soll.

Die Rezeptur für *Grünlicht Hingfong Essenz* heute (2001) lautet:
100 ml enthalten: 55 mg Pfefferminzöl, je 10 mg Anisöl, Cassia-Zimtöl, Fenchelöl, 18 mg Rosmarinöl, 35 mg Thymianöl, 55 mg Levomenthol, 65 mg Campher, 1,75 ml Ether, 68 ml Ethanol, 7,5 ml Destillat aus: 0,83 g Pfefferminzblättern, 0,83 g Lorbeerblättern, 0,03 g Arnikablüten, 0,03 g Lindenblüten, 0,17 g Kamillenblüten, 0,25 g Anis, 0,25 g Fenchel, 0,25 g Kalmuswurzel und 0,25 g Baldrianwurzel.
(Angabe: „Grünlicht Hingfong Manufacturer Lichtenheldt“ – www.eponline.org/Drugs/de/grünlicht/)

Zur Anwendung ist auf der genannten Webseite zu lesen:
„Innerlich: nervöse Herz- und Kreislaufbeschwerden, nervöse Erschöpfung, Magenverstimmung, Übelkeit, Erkältung. Äußerlich: Einreibung bei rheumatischen und neuralgischen Beschwerden.“
Die Großmutter des Autors dieses Buches, die aus Suhl in Thüringen stammte, hatte stets den Grünlicht Hingfong als Allheilmittel im Gebrauch.
Aus dem Thüringer Kräutergarten kommt diese Essenz heute auch aus *Königsee*, wo sie in der am 15. Dezember 1906 gegründeten, 1972 als VEB Pharmazeutika Königsee verstaatlichten und seit 1991 wieder in Privatbesitz befindlichen Firma Hofmann & Sommer GmbH & Co. KG Chemisch-pharmazeutische Fabrik hergestellt wird.
Die Zusammensetzung wird auf dem Beipackzettel (Stand Juni 2006) wie folgt angeben:
„1 g (25 Tropfen) Flüssigkeit enthalten:
Wirkstoffe: Tinktur aus Baldrianwurzeln (1:5) Auszugsmittel Ethanol 70 % (V/V) 40 mg, Pfefferminzöl 7,2 mg, Rosmarinöl 3 mg, D-Campher 4 mg, Ether

16 mg. Weitere Bestandteile: Fichtennadelöl, Lavendelöl, Bitterfenchelöl, Anisöl, Ethanol, Gereinigtes Wasser, Farbstoff E 141. „
(E 141: Kupferhaltige Komplexe der Chlorophylle und Chlorphylline – als Lebensmittelzusatzstoff)
Weiter ist zu lesen: *„Vor etwa 150 Jahren wurde Hingfong-Essenz von Thüringen ausgehend in die Heilkunde eingeführt."*
Die Firma *Lichtenheldt* finden wir heute (2015) unter „Lichtenheldt GmbH – Pharmazeutische Auftragsherstellung" in Wahlstedt/Holstein. Sie gibt in ihrer „Historie" das Jahr 1745 als „Gründung durch den Apotheker Johann Nikolaus Lichtenheldt in Meuselbach/Thüringen" und 1948 die „Neuansiedlung des Produktionsbetriebes als ‚Lichtenheldt KG – Chemisch Pharmazeutische Fabrik' in Wahlstedt/Holstein an („1984 Übernahme des Geschäftsbetriebes durch Familie Hans-Joachim Eisele").

Aber auch das Unternehmen Krewel Meuselbach leitet sich vom dem nach dem Zweiten Weltkrieg entstandenen Unternehmen VEB Pharmazeutisch-Chemische Fabrik Meuselbach ab – 1991 von der Firma Krewel (Krewel-Werke GmbH in Eitorf) von der Treuhand übernommen und 1996 mit der Meuselbach-Pharma GmbH in Thüringen vereinigt – der Firmensitz wurde nach Gehlen verlegt, nur eine Gedenktafel erinnert an den alten Firmensitz in Meuselbach.

KÖNIGSEE

Die bereits genannte Fa. *Hofmann & Sommer* (s. Hingfong) stellt heute weitere traditionelle Thüringer Naturheilmittel her.

Dreierlei-Tropfen

Der Name ist daraus entstanden, weil sich diese Tropfen aus drei verschiedenen Hausmitteln zusammensetzen:
Baldriantropfen – Hoffmannstropfen – Pfefferminztropfen.
Als *Valeriana officinalis L.* – auch Phu germanicum, Alexipharmakum – wird der Kleine Baldrian bezeichnet, von dem Extrakte aus der Wurzel hergestellt wurden – wahrscheinlich schon seit der Antike, daher der Name *Phu*, womit eigentlich der Große Baldrian gemeint war. Dieser war ein wichtiger Bestandteil des *Theriaks*, daher auch Theriakskraut genannt; außer der Wurzel war im 16. Jahrhundert auch das Kraut des Großen Baldrians gebräuchlich.
Als *Theriaca* wurden historisch die im Mittelalter entwickelten Allheilmittel gegen alle möglichen Krankheiten bezeichnet. Ihr Ursprung liegt in der Anti-

ke, als Ärzte Kräutergemische aus Anis, Fenchel, Kümmel und anderen als Antidot (Gegengift) gegen Schlangenbisse einsetzten. Später wurde Opium hinzugesetzt. Noch heute wird Theriak in jedoch opiumfreier Zusammensetzung vereinzelt in der Volksmedizin verwendet. Theriak als Allheilmittel jedoch ist ein Mythos.
Die Hoffmanns-Tropfen wurden im Abschnitt zum *Hingfong* beschrieben.
Die Rezeptur heute lautet:
100 g (entsprechend 113 ml) Flüssigkeit enthalten als Wirkstoffe 33,g Tinktur aus der Baldrianwurzel (1:5) in Ethanol 70 % (v/v), Ether 8,0 g und 0,7 g Minzöl.

Der Text auf einem bei A. Werlich abgebildeten Etikett lautet:
„Dreierlei Tropfen
Baldrian, Hoffmanns, Pfefferminz
Vorzügliches Mittel gegen Magen= und Verdauungsbeschwerden, Appetitlosigkeit, Herzklopfen, Schwindel= und Ohnmachtsanfälle, Erbrechen, Blähung. Husten und Heiserkeit. Man nehme täglich 3 bis 4 mal 15–20, Kinder je nach Alter 3–8 Tropfen."

MEURA

Meurasan-Salbe

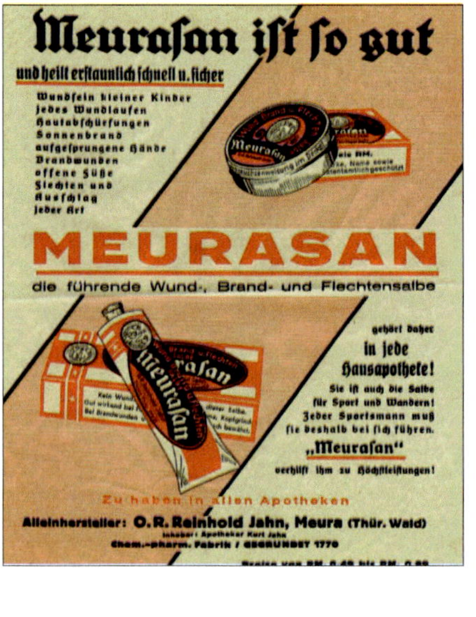

Die *Meurasan-Salbe* wurde von der 1770 in Meura durch die Gebrüder Jahn gegründeten Firma *O. R. Reinhold Jahn* hergestellt. Letzter Inhaber des Unternehmens war der Apotheker Karl Jahn (1895–1961). Bereits 1958 kam ein Kaufvertrag zwischen der Firma O. R. Reinhold Jahn (DDR) und der Löwen-Apotheke in Kronach (BRD) über 600 Tuben Meurasan-Salbe zustande. Es begann ein „Stück" aus der deutsch-deutschen Geschichte. Die Firma konnte nur eine „Proforma-Rechnung" ausstellen, die von der zuständigen DDR-Behörde Deutscher Innen- und

Außenhandel Chemie (in Berlin-Ost) genehmigt werden musste. Vom Bayerischen Staatsministerium für Wirtschaft und Verkehr wurde nach Annahme des Kaufvertrages ebenfalls eine Genehmigung erteilt. Dann musste noch vor der Warenlieferung die Rechnung von der Löwen-Apotheke in DM-West bezahlt werden. 1960 schloss der Apotheker Otto Spörl von der Löwen-Apotheke in Kronach (Oberfranken) mit der Firma O. R. Reinhold Jahn einen Vertrag über das alleinige Verkaufsrecht für die gesamte Bundesrepublik Deutschland, der nun sogar vom Bundesministerium für Wirtschaft genehmigt werden musste. Nach dem Tod von Kurt Jahn 1961 wurde dessen Firma aufgelöst bzw. dem VEB Pharmazeutisches Werk Meuselbach (s. dort) übertragen – die Produktion der Meurasan-Salbe wurde eingestellt. 1963 erhielt der Apotheker Otto Spörl alle Rechte an der Meurasan-Salbe – Rezeptur, Warenzeichen und Ausstattung. Und danach wurden aus Kronach viele Kunden in der DDR auf Umwegen beliefert – ab 1990 auch offiziell. Die *Löwen-Apotheke* wurde 1586 von Melchior *Rolach* aus Neuburg an der Donau gegründet. Otto Spörl (1924–1965) verlegte die Apotheke 1956 vom Marktplatz in die Bahnhofstraße in ein Fachwerkhaus aus dem frühen 18. Jahrhundert.

Im Jahr 2000 wurden die Rechte an der Meurasan-Salbe an den Apotheker Andreas Möckel aus Leutenberg in Thüringen (Landstadt im Landkreis Saalfeld-Rudolstadt) verkauft, so dass sie nun wieder in ihrem Entstehungsland angekommen ist. Auch die Apotheke Leutenberg kann auf eine lange Tradition zurückblicken. Sie gehört zu den ältesten Apotheken Thüringens und wurde erstmals 1597 urkundlich erwähnt. Das Leutenberger Land war eine Enklave der Grafschaft Schwarzburg-Rudolstadt mit 21 Gemeinden. Hier lebte eine Nebenlinie des Grafengeschlechts im Schloss Friedensburg (Schlossburg aus dem 15. Jahrhundert – heute für ein Fachkrankenhaus für Dermatologie genutzt). Die Gründung der Apotheke ist wahrscheinlich darauf zurückzuführen, dass die Stadt nicht direkt von Rudolstadt mit Arzneien versorgt werden konnte. Die Apotheke war auch mit einem Privileg ausgestattet.

Die Rezeptur dieser historischen Wund(er)salbe lautet:

100 g Salbe enthalten: Basisches Bismutgallat D4 0,75 g. Zinkoxid 1,35 g. Vaselin, gelbes Wachs (Bienenwachs), Wollwachs, Parfum (Coumarin und Linolool).

Die Rezeptur dieser Fertigarznei wurde den Anforderungen der Arzneimittelgesetzgebung angepasst. Als traditionelle Anwendungen werden u.a. genannt – Schutz und Pflege trockener, fettarmer und rissiger Haut, Hautpflege nach starker Sonneneinstrahlung, Pflege bei Hämorrhoiden, Ekzemen, offenen Beinen.

RUDOLSTADT

Anker-Pain-Expeller

In *Mercks' Waren-Lexikon für Handel, Industrie und Gewerbe* (7. Auflage 1920) ist zur Rezeptur zu lesen:
„**Pain Expeller** ist eine aus Kapsikumtinktur, Ammoniak und Kampfer sowie geringen Mengen Seife und ätherischen Ölen (Rosmarin-, Lavendel-, Thymian-, Nelken- und Zimtöl) bestehende Einreibung."
Auch hierin finden wir somit wieder die Kräuter aus dem Olitätenhandel. Als *Capsicum*-Salbe sind Präparate als Schmerz- und Rheumasalben noch heute auf dem Markt. Mit *K(C)apsicum* wird der spanische Pfeffer bezeichnet. Es handelt sich um Paprika (*Capsicum anuum*), von dem reifen, getrockneten Früchte verwendet wurden.
Der Wirkstoff ist das Capsaicin – auch für den scharfen Geschmack verantwortich –, der nach dem pharmakologischen Erkenntnisstand heute chronische Schmerzen neuropathischer und muskulärer Ursache lindern kann. Capsaicin-Extrakte werden zu äußeren Anwendungen in Form von Creme, Salbe und Pflaster verwendet.

Über den Hersteller erfahren wir aus dem Text in G. Arends, Spezialitäten und Geheimmittel (8. Aufl. 1924):
„**Pain-Expeller** von F. Ad. Richter in Rudolstadt besteht aus 600,0 einer aus starkem Weingeist und 20,0 spanischem Pfeffer bereiteten Tinktur, welche mit einer Lösung von 22,5 Hausseife in 100,0 Wasser gemischt und mit 300,0 Salmiakgeist, 30,0 Kampfer, je 10,0 Rosmarin-, Lavendel-, Thymian- und Gewürznelkenöl, 1,5 Zimtöl und 5,0 Zuckercouleur versetzt ist."

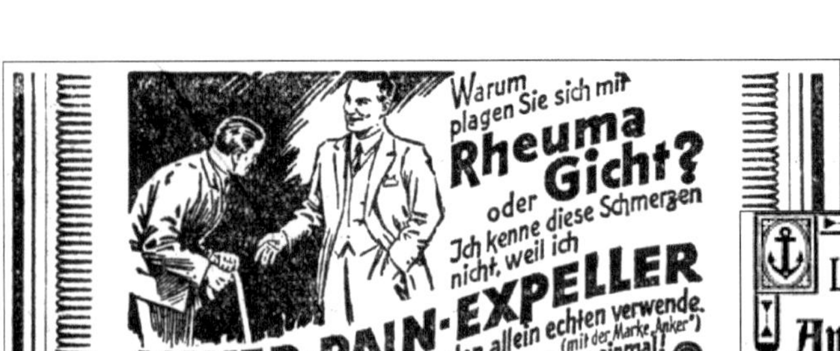

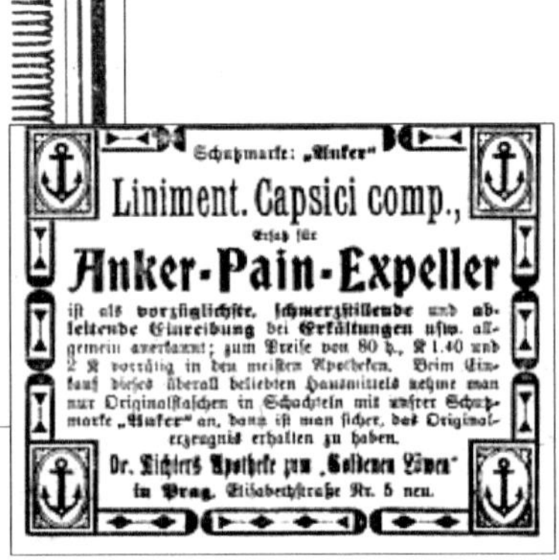

Friedrich Adolf *Richter* (geboren 1847 in Herford, gestorben 1910 in Jena) war der Sohn eines Bäckermeisters, der 1876 die Erlaubnis erhielt, in Rudolstadt eine chemisch-pharmazeutische Fabrik zu eröffnen. Bekannt wurde er jedoch durch die Konstruktion der *Anker-Steinbaukästen*, die seit 1882 bis heute auf dem Markt sind. In Österreich-Ungarn wurde das Spielzeugunternehmen F. Ad. Richter & Cie. sogar k.u.k. Hof- und Kammerlieferant des Kaiser und dessen Familie und auch Hoflieferant mehrere europäischer Höfe. Sein pharmazeutisch-chemisches Produkt *Pain-Expeller* wurde in zahlreichen Ländern angeboten.

Nach dem Tod von Richter, der auch außerpharmazeutische Produkte herstellte und vertrieb – wie Schokolade, Musikautomaten, Schallplatten bis zu Druckerzeugnissen und den Anker-Steinbaukästen, wurde von seinen Erben das Unternehmen in Einzelfirmen aufgeteilt. Nach wirtschaftlichen Schwierigkeiten infolge des Ersten Weltkrieges übernahm 1921 der Maschinenfabrikant Alfred Eversbusch (geb. 1885 in Eltville) als Hauptaktionär die Firma und reorganisierte sie in den 1930er Jahren. Kurz nach dem Zweiten Weltkrieg konnte Eversbusch, autorisiert durch die sowjetische Besatzungsmacht, die Produktion von Kosmetika, Pflaster und Heilmittel wieder aufnehmen. Nach der Enteignung 1953 entstand der VEB Ankerwerk Rudolstadt mit der Augentropfenproduktion ab 1969, der Aerosol-Herstellung 1970 (u.a. mit dem Panthenol-Spray). 1974 wurde er in das Pharmazeutische Kombinat GERMED eingegliedert.

Die heutige Firma *Aeropharm* in Rudolstadt, die vor allem Produkte von antiasthmatischen Dosieraerosolen herstellt, führt seinen Ursprung auf Richters Gründung von 1876 zurück. 1990 von der Treuhand übernommen gelangte es über mehrere Firmen (Bausch & Lomb, Dr. Mann Pharma, Hexal) 2002/3 als selbstständige Tochter zur Sandoz Gruppe, die wiederum zur Novartis gehört.

In den 1902 erschienenen „reichsgesetzlichen Bestimmungen über den Verkehr mit Arzneimitteln ausserhalb der Apotheken (Kaiserliche Verordnung vom 22. Oktober 1901) von H. Böttger (4. Aufl., Springer, Berlin) sind u.a. die *Hiengfongessenz* und auch die *Schwarzburger Lebens-Essenz* aufgeführt. Die in *Herschdorf* (s. dort) ansässige Firma C. F. Hilmar Schmiedeknecht stellte u.a. diese Essenz her. (Eine Familien-Brauerei Schmiedeknecht – gegründet 1869 – existiert noch heute.)

HERSCHDORF

Schwarzburger Lebens-Essenz

Auf dem Etikett ist zu lesen:
„Schwarzburger Lebens-Essenz
Reiner und unschädlicher Kräuterauszug

Diese von altersher beliebte Essenz wird gegen Magenstörungen sowie bei Hämorrhoidalschmerzen angewendet. Sie führt leicht ab, regelt den Stuhlgang und ist in vielen Gegenden ein beliebtes Blutreinigungsmittel.

Bestandteile: Chinarinde 15, Pimpinell Zimmt 1,75, Weidenrinde 1,75, Fenchel 1,75, Myrrhen 1,75, Sandelholz, rot 1,75, Kalmuswurzel 1,75, Zittwerwurzel 1,75, Enzian 1,75, Rhabarber 1,75, Spiritus 500, Wasser 250.

***Gebrauchsanweisung**: Man nimmt täglich dreimal einen Teelöffel davon in Wasser oder Zucker, bei Hämorrhoidalleiden täglich früh nüchtern einen Teelöffel voll."*

Auch der ***Thüring. Karmelitergeist,*** *auch Melissengeist,* wurde von der Fa. C. F. Hilmar Schmiedeknecht hergestellt – der Text des Etiketts lautete:

„Diese von altersher beliebte Tinktur wird bei rheumatischen Beschwerden, Kopf- und Zahnschmerzen, leichten Ohnmachtsanfällen gern angewendet.

Bestandteile: Ol. Citri. (Zitronenöl) *0,4, Ol. Macid.* (Muskatöl) *0,15, Ol. Cassiae* (Zimtöl) *0,1, Ol. Caroph.* (Nelkenöl) *0,1, Menth.* (Menthol) *0,4, Spir. 6,0, Aqu. dest. 3,0, Ol. Menth. pip.* (Pfefferminzöl) *0,4.*

***Gebrauchsanweisung:** Man reibt sich äußerlich an den schmerzenden Stellen ein und hütet sich vor Luftzug. Innerlich nimmt man bei leichten Ohnmachtsfällen den Geist zu 30–50 Tropfen in Wasser oder auf Zucker ein.*

(Karmelitergeist und Melissengeist sind in Zukunft dasselbe.)"

Heute kommt *Melissengeist* als Melissengeist H Hofmann's® aus dem Thüringer Kräutergarten – von der Firma Hofmann & Sommer in Königsee – in der Zusammensetzung:
„100 g (entsprechend 116,7 ml) Flüssigkeit enthalten:
Arzneilich wirksame Bestandteile: 5,0 g Destillat hergestellt aus 0,885 g Mischung von Melissenblüten, Salbeiblättern, Rosmarinblättern, Thymianblättern, Angelikawurzel, Muskatsamen, Zimtrinde, Gewürznelken und Citronenöl (...). Destillationsmittel: Ethanol 70% (V/V) sowie Levonmenthol 15,0 mg, Citronellöl 13,4 mg, Citronenöl 6,7 mg, Nelkenöl 1,0 g, Zimtöl 1,0 mg."

Levonmenthol (= L-Menthol) mit einem angenehm minzig-frischen Geruch liegt in Form farbloser, glänzender Prismen oder nadelförmige Kristalle vor. Racemisches Menthol (Gemisch aus D- und L-Menthol – ohne optische Aktivität) dagegen bildet ein rieselförmiges oder zusammengeballtes, kristallines Pulver. In der Natur kommt Menthol als linksdrehendes L-Menthol – oder (-)-Menthol – in ätherische Ölen vor.

Zu den Anwendungsgebieten ist in der Gebrauchsinformation zu lesen: „Traditionell angewendet zur Unterstützung der Verdauungsfunktion; äußerlich zur Unterstützung der Hautdurchblutung.
Diese Angaben beruhen ausschließlich auf Überlieferung und langjähriger Erfahrung…"
Im Vergleich dieser beiden Rezepturen spiegelt sich sowohl der Thüringer Kräutergarten als auch die Weiterentwicklung vom Labor der Thüringer Laboranten zur chemisch-pharmazeutischen Fabrik des 21. Jahrhunderts.

Zu Besuch in historischen Olitätenorten des Thüringer Kräutergartens heute

RUDOLSTADT
Die *alte Dorf-Apotheke* im Freilichtmuseum *Thüringer Bauernhäuser*

Rudolstadt liegt an der tief in eine Buntsandsteinplatte eingeschnittenen Saale. Die Stadt entstand aus einer slawischen Siedlung des frühen 9. Jahrhunderts am Fuße einer Burg aus der Zeit um 1300. 1326 erhielt sie Stadtrecht und ab 1599 bis 1920 war sie Residenz zunächst der Grafschaft, ab 1697 des Fürstentums Schwarzburg-Rudolstadt. Das Barockschloss Heidecksburg wurde an der Stelle von Vorgängerbauten von 1737 bis 1770 erbaut. Es gehört als *Thüringer Landesmuseum* zusammen mit dem *Freilichtmuseum Thüringer Bauernhäuser* zur Stiftung Thüringer Schlösser und Gärten.
Über eine Fußgängerbrücke erreichen wir vom Hauptbahnhof Rudolstadt aus den *Heinrich-Heine-Park* und von der Straße *Kleiner Damm* aus den Eingang zum Museum „Thüringer Bauernhäuser“.

Es gilt als das älteste Freilichtmuseum Deutschlands. Wieder erstanden ist hier eine Hofanlage aus mehreren Gebäuden. Sie stammen aus den umliegenden Dörfern und wurden 1914/15, vom Verfall bedroht, dort abgebaut und unterstützt durch die ehemalige „Marie-Richter-Stiftung“ (der Industriellenfamilie Richter von den Anker-Werken) und auf Initiative Rudolstädter Bürger im Heinrich-Heine-Park wieder aufgebaut.

Zwei große Bauernhäuser – aus Unterhasel an der Saale bzw. das Birkenheider Haus auf der Saalfelder Höhe – bilden den Hauptteil der Anlage.

Das Bauernhaus aus Unterhasel war vor allem durch die häufigen Hochwasser vom Zerfall bedroht. Das Fachwerkhaus stammt aus dem Jahr 1667; es wurde vollständig in Teile zerlegt und am jetzigen Standort mit den Originalsteinen und -balken wieder aufgebaut. Das Birkenfelder Haus stammt aus dem Jahr 1700. Zu der Hofanlage gehören auch eine Scheune und auch ein Kräutergarten. Außerhalb der Bauernhäuser sind historische Feldwerkzeuge wie Pflug und Egge, Futtertröge und alte Werkzeuge zu sehen.

Im Innern der Thüringer Bauernhäuser finden wir Einrichtungsgegenstände der Bauern – Kachelöfen, die von der Küche zwei Etagen beheizen konnten,

Butterfässer, Kuchenformen, Webstuhl, Kinderwiegen, Betten mit Vorhängen. An den Einrichtungen werden auch die Unterschiede zwischen Landbauern und einfachen Waldbauern deutlich.

Im *Birkenheider Haus* befindet sich die alte *Rohrbacher Laborantenapotheke* (s. auch unter Rohrbach) aus der Mitte des 18. Jahrhunderts, wo anhand der Ausstattung gezeigt wird, mit welchen einfachen Verfahren früher Heil- und Arzneimittel, die *Thüringer Olitäten*, hergestellt und verkauft wurden. Auch werden die Tätigkeiten der *Olitätenhändler* dargestellt, die nicht nur in Thüringen von Dorf zu Dorf zogen. So sind hier auch Mitbringsel aus entfernten Gegenden bis zu Nordseeküste ausgestellt. Die Apotheke stammt aus der Zeit, als die ersten Apotheken entstanden. Weiterhin sind in der Apotheke u.a. Laborgeräte, Mörser und Arzneiflaschen zu sehen. Im Museumsladen sind auch einige der klassischen Olitäten, hergestellt nach Originalrezepten, erhältlich. Außerdem wird auch eine szenisch gestaltete Erlebnisführung mit einem *Buckelapotheker* angeboten.

Die im Bild gezeigte Apothekeneinrichtung aus Rohrbach ist eine Schenkung des Rudolstädter Kaufmanns Georg Möller. Die im Kapitel „Berufe im Olitätenhandel" zum Beruf des *Glasmachers* beschriebenen Glasgefäße stiftete für die Laborantenapotheke im Freilichtmuseum die Stadtapotheke Rudolstadt.

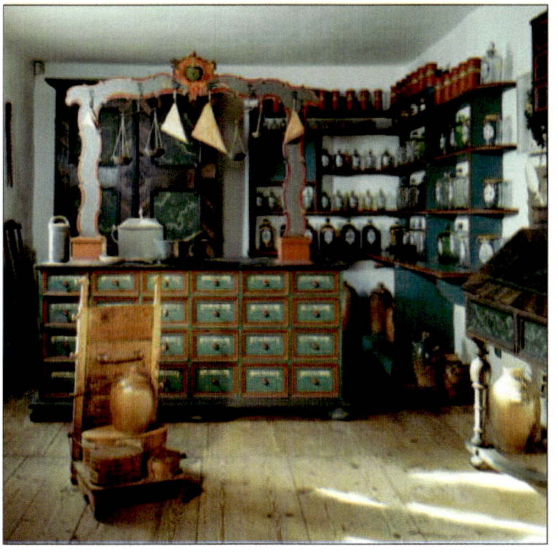

Die Rohrbacher Laboranten-Apotheke im Freilichtmuseum von Rudolstadt
(Fotoarchiv Thüringische Landesmuseum Heidecksburg)

GROSSBREITENBACH

Thüringer Wald-Kreativ-Museum

Das Museum befindet sich in der Nähe des Marktplatzes von Großbreitenbach (s. auch dort), Myliusstraße 6, in einem ehemaligen Wohn- und Geschäftshaus aus dem Jahr 1730. Das historische Gebäude wurde im Inneren weitgehend erhalten – u.a. mit Bemalungen an der Holztreppenverkleidung und sehenswerten Stuckdecken im oberen Stockwerk. Das Vorderhaus wurde im Jahr 2000 umfassend saniert.

1995 wurde das Museum eröffnet. In der Dauerausstellung sind Exponate zu folgenden Themenschwerpunkten zu besichtigen: Thüringer und Großbreitenbacher Porzellan, Vogelstellerei und Forstausstellung sowie Musikinstrumentenbau. In Bezug auf die berühmten *Thüringer Klöße* befindet sich im Gebäude auch das *1. Deutsche Kloßpressenmuseum* (seit 1996 – mit Exponaten zu einer „kulturhistorischen Reise von der Kartoffel zum Thüringer Kloß"). Dem Thema dieses Buches widmen sich auch die Schwerpunkte zum *Olitätengewerbe* und der *Hauskräutergarten.*
(www.thueringen.info/thueringer-wald-kreativ-museum.html)

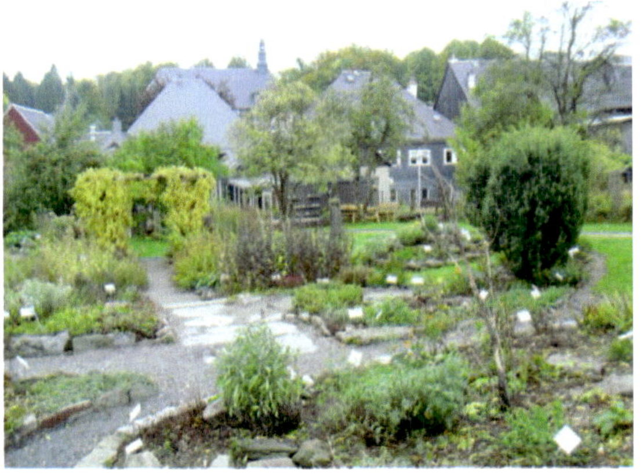

Blick in den Kräutergarten am Museum von Großbreitenbach
(mit speziellen Beeten für die Pflanzen der Olitätenköniginnen)

Thüringer Olitätenstube

In der Myliusstraße 7, der *Alten Apotheke*, befindet sich auch die *Thüringer Olitätenstube* mit Informationen über die traditionellen Exponate des Olitätenhandels, zum Kräuterreichtum der Region (Schwarzatal – Thüringer Schiefergebirge), wo außerdem Olitäten, Kräuterprodukte und gebietstypische

Volkskunst angeboten sowie Kräuterwanderungen, Olitätenfahrten vermittelt werden und auch Vorträge stattfinden.
An der Alten Apotheke befindet sich eine Gedenktafel für Johann Matthias Mylius (1634–1678) und in dieser die Spezialbibliothek „Kräuter und Olitäten“ mit mehreren hundert Bestandseinheiten. Diese und auch die Ausstellung zum traditionellen Olitätengewerbe des regionalen Fördervereins „Olitätenwege im Thüringer Kräutergarten“ e.V. können nach Absprache besucht werden. (www.thueringer-olitaetenland.de)
In Großbreitenbach findet jährlich Mitte August der größte Kräutermarkt Mitteldeutschlands mit mehr als 100 Ständen und dem Kräuterwettbewerb zur Wahl der Thüringer Olitätenmajestät statt.

OBERWEISSBACH

Fröbel-Apotheke

1732 wurde sie als „Apotheke und Drogenhandlung von Friedrich Karl Langenbeck“ gegründet. Die Drogenhandlung wurde später zu einer Manufaktur für Thüringer Olitäten erweitert.
Unter dem Hausmarkenzeichen *Kleeblatt* brachte das Unternehmen Langenbeck Balsamen, Tinkturen, Öle, Pflaster und Kräutermischungen auf den Markt.

Der Drogist August *Elsäßer* aus Oberweißbach schrieb 1929 zu der abgebildeten Darstellung der alten Apotheke:

„Die uns im Bilde wiedergegebene alte Apotheke war wohl das größte Laboratorium Oberweißbachs, aus dem viele Millionen jener so charakteristischen kleinen Fläschchen durch die Balsamträger in die Welt hinaus gelangten. Auch der größte Reichtum dürfte sich s. Z. in diesem Haus befunden haben. das im Hintergrund sichtbare sogannte Gartenhaus war ein Prachtbau mit Marmortreppen usw., wie er weit und breit nicht gefunden wurde, zu dessen Bau besondere Arbeiter aus Italien herangeholt waren. Glänzende Feste, an denen

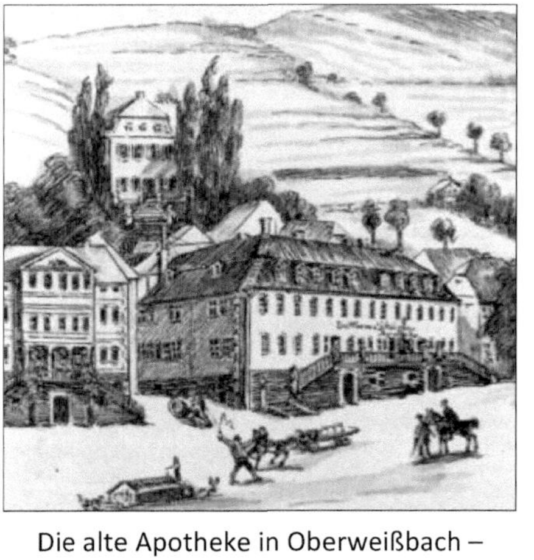

Die alte Apotheke in Oberweißbach – Zeichnung Hugo Enders

Fürstlichkeiten teilnahmen, wurden in diesem Hause gefeiert. Doch mit dem Verfall des Olitätenhandels schwand auch die Glanzzeit dieses Hauses..."

Über die weitere Geschichte der Apotheke ist zu lesen:
„Als im Jahre 1845 das Landratsamt nach Oberweißbach verlegt wurde, benutzte man die Räume zur Unterbringung derselben. Auch zur Aufnahme der Mädchenschule nach dem großen Brand 1857 diente dasselbe bis zur Fertigstellung der neuen Schule. Schließlich dienten die Räume zum Betriebe einer Zündholzfabrik, und als solche brannte es nieder. Eine bessere Illustration vom Wandel der Zeiten wie das Schicksal dieses Hauses kann es wohl nicht geben..."

Die Apotheke wurde fürstlich privilegiert als Johann Gottfried *Worm* (1741–1817) Besitzer wurde, das Apothekenprivilegium des Fürsten von Schwarzburg-Rudolstadt in das Grundbuch eingetragen. 1895 trat in der alten Apotheke bei der Herstellung von *bengalischem Buntfeuer* eine Explosion auf, durch die das Gebäude zerstört wurde und der Inhaber sowie dessen Provisor ums Leben kamen (s.o.).

1934 wurde in der „Sammelpreisliste pharmazeutischer Spezialpräparate (hrsg. von der damaligen Reichsfachschaft der Pharmazeutischen Industrie e.V.) das Unternehmen „Fried. Carl Langenbeck Nachf., Chem. pharm. Fabrik, Oberweißbach (Thür. Wald) – Drahtanschrift: Langenbeck Oberweißbach, Fernruf: 2" mit folgenden Produkten, alle mit dem Zusatz „ ... mit Dreiblatt (thür. Hausmittel)", aufgeführt:

Augenwasser, alle Sorten – Bergöl – Haarlemeröl – Dr. Worms Hienfong-Essenz (40–65 % und als Destillat) – *Jerusalemer und Wiener Balsam – Mainzer Tropfen – Mariazeller Tropfen – Hamburger Pflaster – Schwarzburger Pflaster – Morisonpillen Nr I und II – Universalbalsam.*
Außerdem (ohne Angabe „mit Dreiblatt"):

Dr. Worms Wund- und Heilsalbe – Schneeberger Schnupftabak – Dr. Worms Sinamenthol (Gelenkschmerzen, rheumatische Erkrankungen) – Dr. Worms Viosana (Appetitlosigkeit, Schwächezustände, Nervenkrank.).

Vor dem heutigen Apothekengebäude fällt der mit sechs Sandsteinfiguren geschmückte Aufgang ins Auge. Sie symbolisieren die vier Jahreszeiten und werden von einem Apotheker mit Schlange und Schale sowie einem Arzt mit Aesculapstab flankiert.
Die stattliche Fröbel-Apotheke wurde 1967 vom Apotheker Manfred Heyder übernommen und seit 2010 von der Apothekerin Anja Schmidt (seit 2003 Leiterin der Mohren-Apotheke in Rudolstadt) geleitet.

Likörfabrik Trapp

In der Tradition der Thüringer Kräuterlikörfabriken steht heute das 1919 gegründete Familienunternehmen der Likörfabrik Rudolf Trapp in Oberweißbach – als chemisch-pharmazeutische Laboratorium gegründet und heute von einer Urenkelin geführt.
Zu den Spezialitäten des Unternehmens zählen u.a. der *Fröbelturm-Halbbitter, Boonekamp* (Ursprung in Holland – aus zahlreichen, je nach Hersteller unterschiedlichen Kräutern), *Pomeranzenlikör, Thüringer Kräuterland-Bärwurz* und *Blauer Schiefer-Kräuterlikör.*

UNTERWEISSBACH

Destillation F. W. Ulrich

In Unterweißbach entstand die erste Destillation Thüringens 1717 durch Friedrich Wilhelm Ulrich, welcher den weltbekannten *Pomeranzenlikör* herstellte. Die ursprüngliche Herstellung von Olitäten wie Wiener Balsam, Jerusalemer Balsam oder Lebensöl wurde zugunsten hochwertiger Liköre und Branntweine (über 40 Sorten) im Verlauf der Zeit eingeschränkt. Die ersten Transporte der Produkte erfolgten anfangs noch mit dem Schubkarren.
G. Schmid bildete in seinem Büchlein zu „Goethe, Thüringer Laboranten und ein Faustfragment“ (1937) ein Foto unter der Überschrift „Blick in ein altes Laboranten-Laboratorium aus dem 18. Jahrhundert“ ab – aus dem Haus des Likörfabrikanten F. W. U l r i c h.

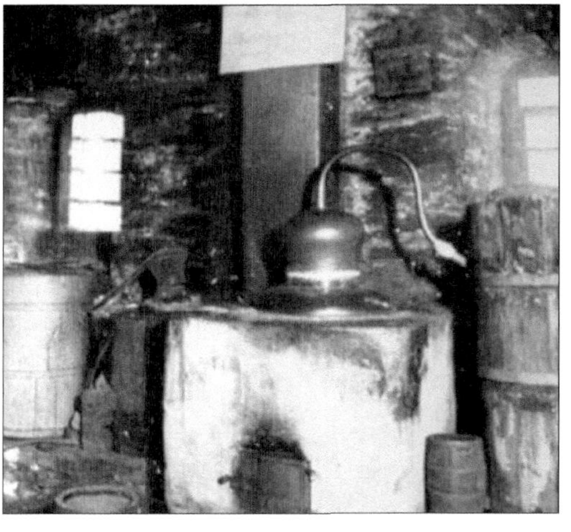

„Alte Laborantenwerkstätte“ – Likörfabrik F. W. Ulrich/ Unterweißbach

G. Schmid schrieb zu dem abgebildeten Foto folgenden Text (1937):
„Blick in eine altes Laboranten-Laboratorium aus dem 18. Jahrhundert, im Hause des heutigen Likörfabrikanten F. W. Ulrich in Unterweißbach, nach einer von Beamten des Kreisamtes ausgeführten photographischen Aufnahme, die ich Herrn Ulrich verdanke. Das Laboratorium befindet sich im Hofe des Wohnhauses, mit dem es durch einen Nebenraum verbunden ist. Es ist eine etwa sechs Meter ins Geviert messender und ebenso hoher Backsteinbau, dessen trichterförmige Decke in die mit einem Holzdach überbaute Feueresse ausmündet. In gemauerten Öfen stehen hier im Wasser- und Sandbade etwa fünf Liter fassende Tonkolben mit aufgesetztem gläsernen Alembic (Helm), aus denen heute die Liköressenzen abgezogen werden, früher die Olitäten destilliert wurden. Als Kühlvorrichtung dient ein von einem Holzrohre durchbohrtes Wasserfaß. Die in Größe und Form den Destillierkolben ähnlichen Auffanggefäße sind aus Ton. In dem kleinen (hier nicht abgebildeten) Nebenraum werden heute die Destillate mit Zuckerlösung versetzt, durch Filzfilter gegossen und die fertigen Liköre auf Flaschen gefüllt. Früher wurden hier die Olitäten geklärt und in noch vorhandenen Fünf bis zehn Liter fassenden Glasflaschen von Nonnenform aufbewahrt, die mit Wachsscheiben verschlossen und mit Schweins- oder Kälberblase überbunden wurden. Auf Wandbrettern stehen die nicht benutzten Destillierkolbenhelme aus grünem, eisenhaltigem Glase, auch tönerne Rezipienten und Kolben. Auf einem befand sich die Jahreszahl 1732; ein anderer, der noch benutzt wird, verrät auch seinen Produzenten: ‚C. F. Waldstätt, Töpfer in Bürgel. Anno 1785.' – So berichtet 1932 Heinz Peickert darüber. Ich bemerke, daß ein Wasserfaß als Kühlvorrichtung beim Destillieren in Apothekenlaboratorien des 16., wie auch des 17. Jahrhunderts (1661, 1676) vorkommt…"

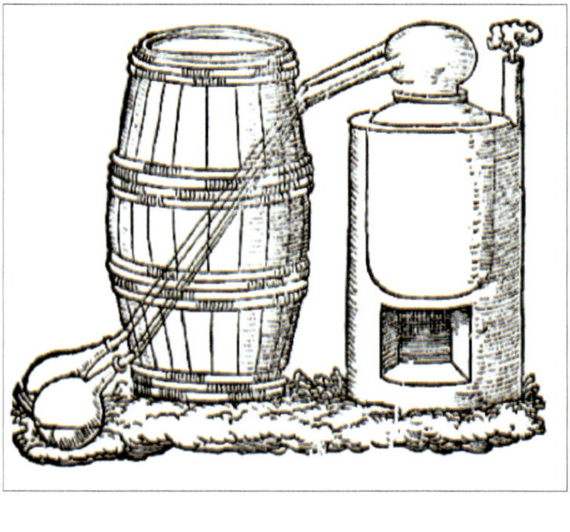

Eine weitere Beschreibung eines *Laborantenlaboratoriums* stammt von B. Rein (Thüringer Kalender 1921, S. 36–38):
„In der Kramkammer, der Wohnstube gegenüber, standen Kisten und Säcke mit Vorräten, auf Böcken lagen Fässer angezapft. Hinter dem Ladentische, über dem sich ein bunt gemalter Holzrahmen in weichen, geschwungenen Linien erhob, verwaltete der Hausherr sein Amt als

Kaufmann. Seltener Hausrat stand umher: Zinngefäße, rund und eckig, Kupferröhren, gerade und gebogen. Von dem Rahmen hingen Handwaagen herab mit blanken Messingschalen und Vorräte von Tüten aus Strohpapier. Ein Wandschrank mit vielen Schubkästen im Unterbau, mit offenen Fächern im Obergestell hielt die verkaufsfertigen Waren bereit. Eine lange Reihe launisch geformter Flaschen enthielt Flüssigkeiten in allerlei Farben, mit deutschen und lateinischen Aufschriften, auch geheimnisvollen Abkürzungen. Wer den Forscherdrang weiter befriedigen wollte, konnte eine ganze Stufenleiter vom süßesten Persiko [s.u.] *durchkosten bis zum Amara* [s.u.], *der so bitter die Geschmacksnerven umriß, daß es gerne geglaubt wurde, er diente nur zu Heilzwecken. Die Gerüche des Morgenlandes, vereint mit den Dörfern des Heimatwaldes, zogen von diesen Flaschen aus durch den Raum. Dickflüssiger Wacholderschnaps, die weithin berühmte Eigenmarke des Hauses, gab dabei den Ausschlag. Am seltsamsten aber muten die großen irdenen Gefäße an, die neben Korbflaschen in den dunklen Ecke standen: Weite Bäuche, lange Hälse, sorgsam verschlossen mit großen Holzpropfen oder weichen Ballen in Rinderblasen gehüllt. Sie bargen die geheimnisvollen Geschäftskern des Hauses."*
Die anschauliche Beschreibung zeigt wiederum, wie sich im Laufe der Zeit die Verwendung heimische Kräuter (des *Heimatlandes*) mit orientalischen Importen (aus dem *Morgenland*) vermischt hat.

Der klassische *Persiko*-Likör ist eine Unterform des Pfirsichlikörs. In historischen Rezepturen war nach „Meyers-Enzyklopädie" von 1888 folgende Inhaltsstoffe enthalten: Bittermandelöl 4,0 – Kardamon 5 Trpf. – Orangenblütenöl 2 Trpf. – Zitronenöl 5 Trpf. – Spiritus 4 Liter – Zucker 2,5 kg und Wasser zu 10 Liter.
Mit *Amara* sind allgemein *Bitterstoffdrogen* (*Amara pura*) gemeint – u.a. Gelber Enzian, Tausendgüldenkraut, Fieberklee, Andorn, Benediktendistel, Hopfen, Mariendistel, Löwenzahn. *Aromatische Bitterstoffe* (*Amara aromatica*) sind Gewürzdrogen wie Basilikum, Bohnenkraut, Rosmarin, Liebstöckel, Galgant und auch in Doldenblütlern wie Anis, Kümmel, Fenchel, Koriander, Dill enthalten.
Heute werden *Amara-Tropfen* in Apotheken angeboten, die vor allem ethanolische Auszüge aus folgenden Pflanzen(teilen) enthalten (Fa. Weleda): *Artemisia absinthium* (Wermutkraut) / *Centaurium erythraea* (Echtes Tausengüldenkraut) / *Chichorium intybus* (Gemeine Wegwarte) / *Gentian lutea* (Gelber Enzian) / *Juniperus communis* (Gemeiner Wacholder) / *Millefolia herba* (Schafgarbenkraut) / *Peucedanum ostruthium* (Meisterwurz) / *Salvia officinals* (Echter Salbei) / *Taraxacum* (Löwenzahn).

Über die Anwendungsgebiete heute ist zu lesen (Weleda AG, Schwäbisch Gmünd):
„Gemäß der anthroposophischen Menschen- und Naturerkenntnis gehören zu den Anwendungsgebieten: Funktionelle Störungen von Bildung und Absonderung der Verdauungssäfte; Störungen der Bewegungsabläufe von Magen und Dünndarm sowie deren Folgezustände, z.B. Sodbrennen, Appetitlosigkeit, Übelkeit, Völlegefühl nach dem Essen..."
Aus: Otto Wilhelm Thomé, Flora von Deutschland, Österreich und der Schweiz, Gera 1885.

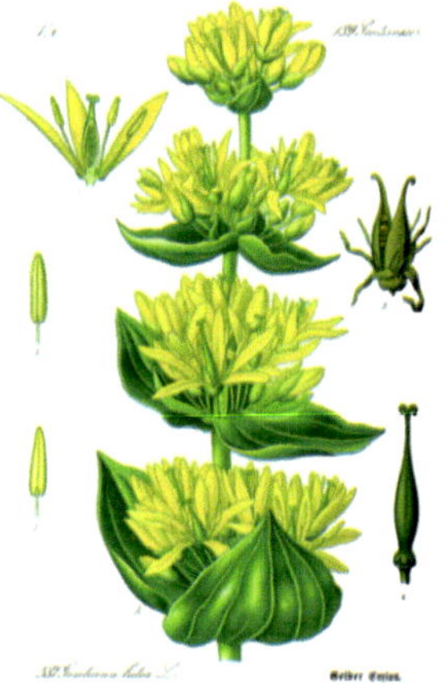

Gelber Enzian

Gelber Enzian enthält reichlich Bitterstoffe (gegen Verdauungsbeschwerden und Appetitlosigkeit). Als Heilpflanze war sie schon den Römern bekannt und in den Kräuterbüchern des späten Mittelalters wurde sie stets genannt. Arzneilich werden die unterirdischen Teile verwendet.

Fröbel-Memorialmuseum mit „Traditionszimmer Olitätenhandel"

Der Vorschulpädagoge und Begründer des Kindergartens Friedrich Wilhelm August *Fröbel* (1782–1852) wurde am 21. April 1782 in Oberweißbach als Sohn des Pfarrers Johann Jakob Fröbel geboren. Fröbel absolvierte zunächst von 1797 bis 1799 eine Landwirtschafts- und Försterlehre bei Hirschberg an der Saale, studierte dann Naturwissenschaften in Jena und war von 1802 bis 1803 als Forstamtsaktuar (Landmesser) in Baunach (Oberfranken) und Bamberg, danach bis 1805 als Privatsekretär auf dem Gut Groß Mitzow (östlich von Neubrandenburg, im Osten der Mecklenburgischen Seenplatte) bei der Familie von Dewitz tätig. 1805 begann dann seine Tätigkeit als Erzieher an der Pestalozzi-Musterschule in Frankfurt am Main, bis 1811 als Hauslehrer der Familie von Holzhausen in Frankfurt – 1808–1810 mit den Kindern im Pestalozzi-Institut in Iferten (Schweiz). Von 1811 an studierte Fröbel Sprachen, Physik, Chemie in Göttingen sowie Mineralogie in Berlin und wurde Lehrer an der Plamannschen Schule. 1814 wurde er Assistent am Institut und Museum für Mineralogie in Berlin und 1816 kehrte er nach Thüringen zurück, wo er in Griesheim bei Arnstadt die „Allgemeine Deutsche Erziehungsanstalt“ (Vorläufer der Landerziehungsheime) gründete – 1817 nach Keilhau bei Rudolstadt verlegt. Nach einer Zeit in der Schweiz (1831–1836) kehrte er wieder nach Thüringen zurück, widmete sich ausschließlich der Erziehung von Kindern und begann in Rudolstadt mit der Herstellung von Spielmaterial. 1840 fand die Gründungsveranstaltung des „Allgemeinen deutschen Kindergartens“ im Blankenburger Rathaussaal statt. 1849 siedelte er nach Liebenstein in das Domänengut am Ascheberg um – heute Hotel Fröbelhof – und zog 1850 in das Marienthaler Schlösschen, wo er am 21. Juli 1852 starb.

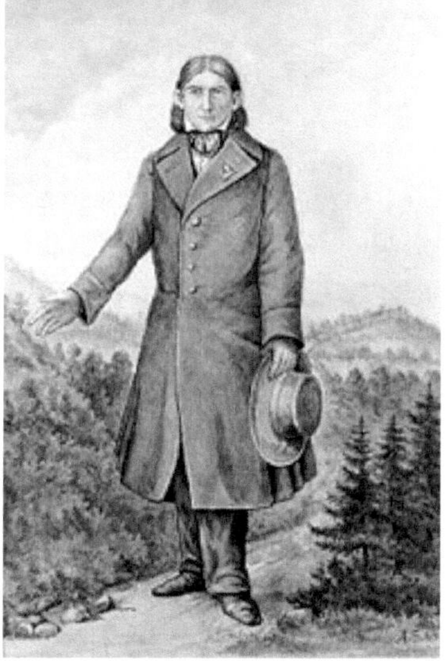

Postkarte

1982 wurde ihm zu Ehren in seinem Geburtshaus am Markt von Oberweißbach ein *Memorialmuseum* eingerichtet. Im obersten Geschoss das stattlichen Fachwerkhauses befindet sich das *Traditionszimmer Olitätenhandel.* Hier wird der Besucher über die Entstehung dieses Gewerbes in Thüringen informiert und über die Verwendung der zahlreichen heimischen *Heilpflanzen* sowohl in der Vergangenheit als auch in der Gegenwart.

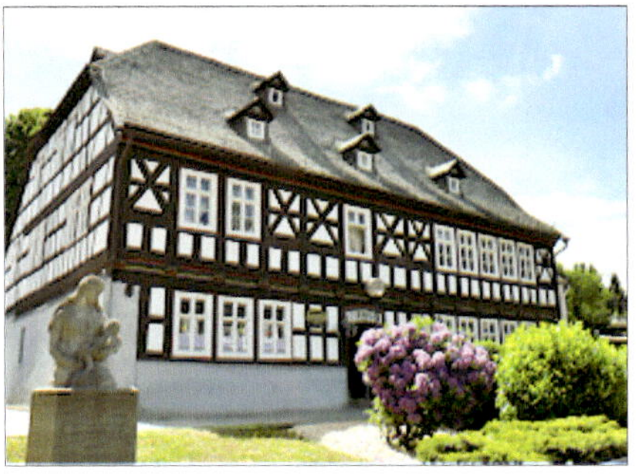

Foto: Memorial-Museum „Friedrich Fröbel"

Im Erdgeschoss des Gebäudes befindet sich auch ein *Kräuterlädchen*, in dem Olitäten als Naturheilmittel heute – und auch Fröbelspielsachen angeboten werden.

Führungen finden sowohl zum Thema „Fröbel" als auch zum „Olitätenhandel" statt. Außerdem werden *Kräuterseminare* angeboten.

OBERHAIN

Likörfabrik und Destillerie A. O. Siegmund

Der am 2.7.1880 geborene Albert Oskar Siegmund aus Oberhain gehörte ursprünglich der Zunft der Buckelapotheker oder Olitätenhändler an. 1925 gründete er seine Firma *A. O. Siegmund* und stellte seinen Kräuterlikör *Sigmundiner* in einem Kleinlabor in Oberhain her. Sein 1908 geborener Sohn Hugo führte ab 1929 die Firma weiter und stellte im Familienunternehmen bis zum Ende des Zweiten Weltkrieges verschiedene Spirituosen und auch chemisch-pharmazeutische Produkte her. In der DDR blieb das Unternehmen in Familienbesitz – jedoch mit Einschränkungen durch Kontingente in der Belieferung von Rohstoffen. Heute werden in der hauseigenen Destille wieder eine Vielzahl an Kräutern, Wurzeln und Gewürzen verarbeitet und durch Destillation und Mazeration die Grundstoffe für die hergstellten Spirituosen gewonnen. Zu den Spezialitäten zählen neben dem *Siegmundiner* weitere Kräuterliköre mit den Namen *Lutherrose, Kloßschnaps* (Aquavit) außerdem Fruchtliköre, Goldwasser und Absinth.

ROHRBACH

Historische Apotheke

Im Gemeindegebäude in Rohrbach, Ortsstraße 30, befinden sich heute die Räumlichkeiten der ehemaligen *Neubeckschen Apotheke*.

Der Text dazu im Internet (www.meura.de/rohrbach.htm) lautet:

„Schon im Jahre 1750 begründete die Familie Neubeck in Rohrbach ein Laborantengeschäft für die Herstellung von Essenzen, Tinkturen, Spirituosen, Olitäten, Pillen, Pulvern und Kräutertees. Um die Jahrhundertwende wurden bei Neubeck mehr als 25 Frauen damit beschäftigt, die unter Leitung eines approbierten Apothekers hergestellten Spezialitäten in kleine Arzneiflaschen, die aus den benachbarten Glashütten bezogen wurden, abzufüllen. In Rohrbach soll dieses wertvolle Erbe aus der Zeit des Apothekengartens auch an die vielen Gäste, die Rohrbach als Ferien- und Erholungsort wieder entdeckt haben, weitergeleitet werden. Im Jahre 1997 baute die Familie Neubeck an historischer Stelle die alte Rohrbacher Apotheke und im Hintergebäude, unter einem wunderschönen Kreuzgewölbe, das Laboratorium wieder auf. Schon wenn man das Haus betritt, kann man die Kräuter riechen und den nach Originalrezepten in Handarbeit hergestellten Liqueur verkosten und natürlich kaufen."

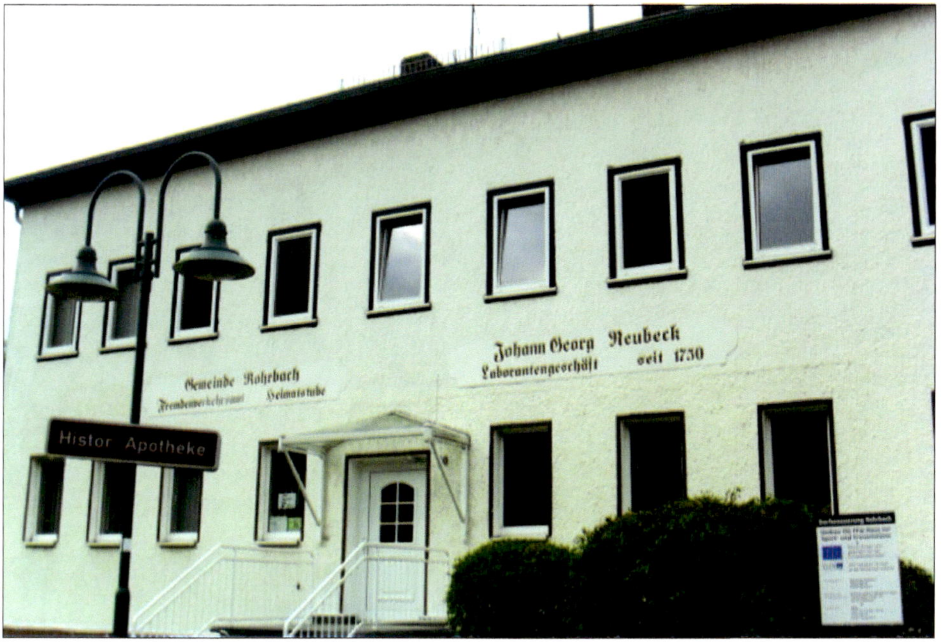

Rohrbach: Gebäude mit dem Raum zur alten Apotheke (rechts)

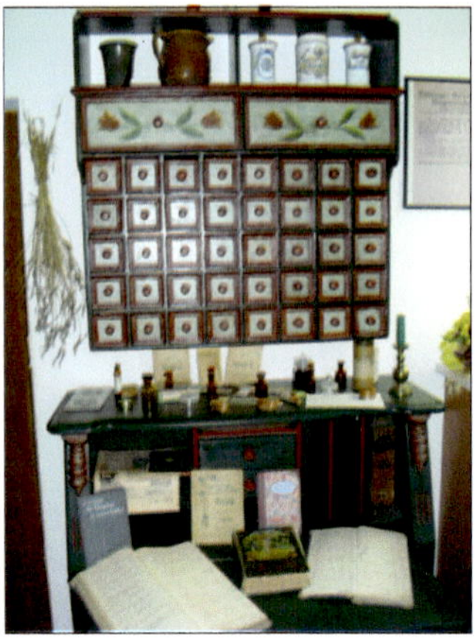
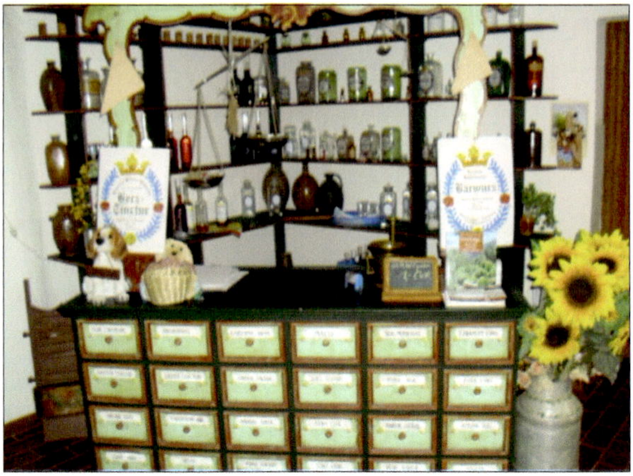

Im Raum der historischen Apotheke in Rohrbach

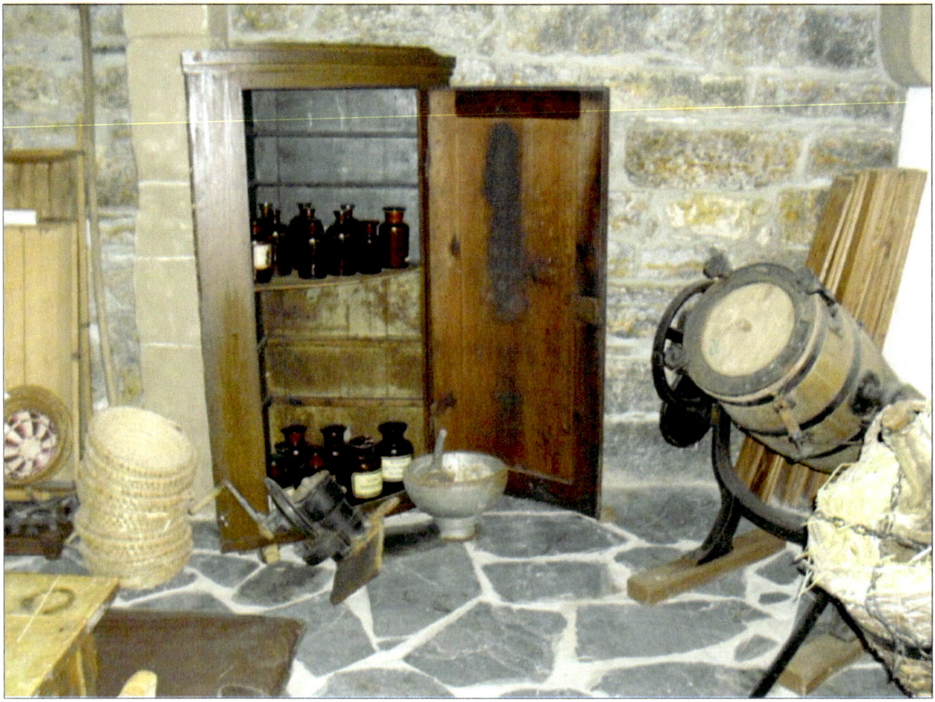

Blick in das Laboratorium zur Apotheke in Rohrbach im Hinterghaus

SCHMIEDEFELD (Lichtetal)

Kräuter- und Olitätenmuseum *„Beim Giftmischer"*

Der Ort Schmiedefeld im Lichtetal war eines der Zentren von Olitätenhändlern. Im Haus des vermutlich letzten Olitätenproduzenten und -händlers am Ort, Max Oswald *Unger* (1901–1969), wurde ein Museum eingerichtet. Unger, der im Volksmund wohl spöttisch auch *Giftmischer* genannt wurde (wie auch manche Apotheker), hatte dort Elixiere, Spirituosen, Salben – auch Limonaden hergestellt.

Im abgebildeten

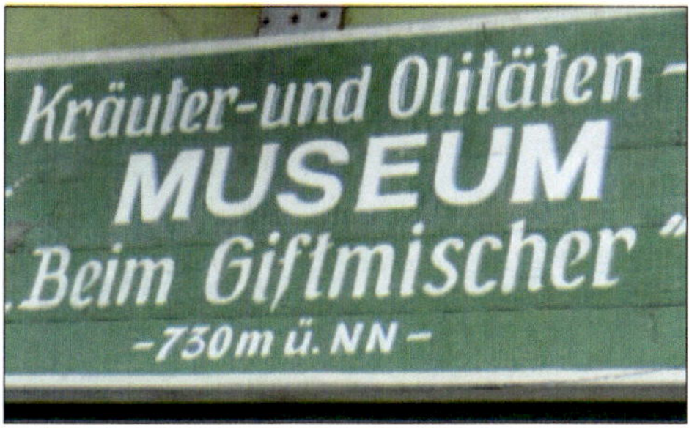

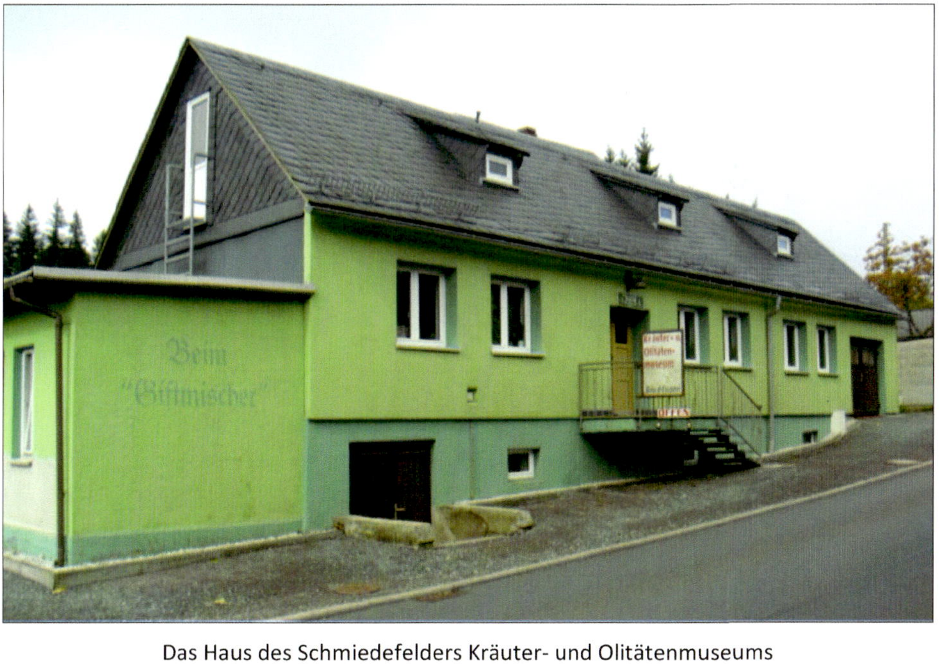

Das Haus des Schmiedefelders Kräuter- und Olitätenmuseums

Gebäude wurde ein Olitätenmuseum eingerichtet, in dem noch erhaltene Gerätschaften sowie Essenzen und Mixturen ausgestellt sind (www.beim-giftmischer.de).

Im ersten Hauptraum ist eine Sammlung an Olitäten – von Kräuteraromen bis zu Kräutertees und Kräuterlikören – und aus vielen historischen Gefäßen untergebracht. Es schließt sich ein weiterer Raum mit Laboratoriumsgeräten an und von dort gelangt man auch auf den Kräuterboden.
Der Giftmischer wurde der Drogist Max Oswald Unger genannt, der in Schmiedefeld *Unger's Drogerie und Photo-Haus* sowie ein *chem.-pharm. Laboratorium* und eine *Likörfabrik* (*Spez.: Thüringer Medikamente*) betrieb.

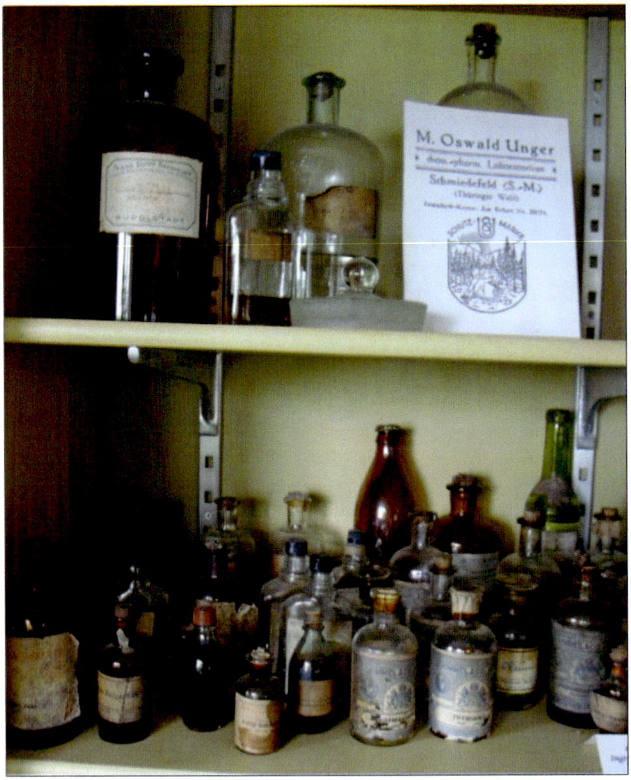

Beispiel aus der umfangreichen Sammlung

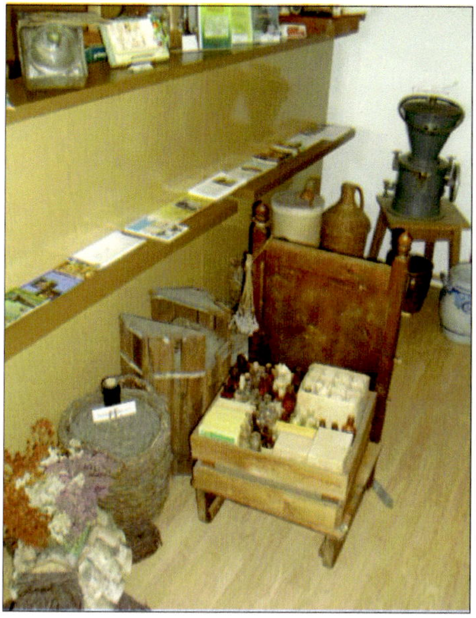

Gerätschaften mit einem Reff

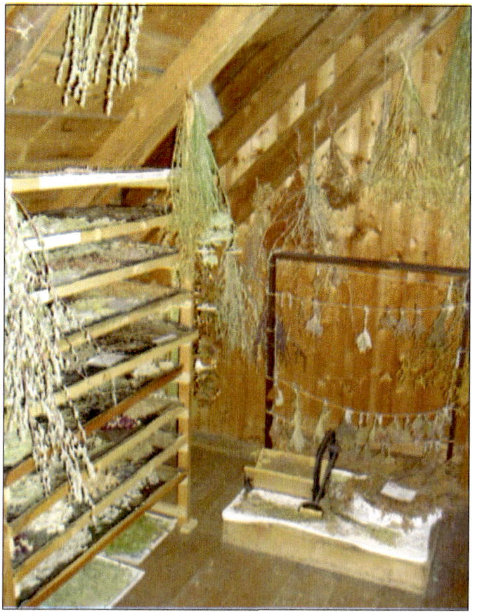

Auf dem Kräuterboden

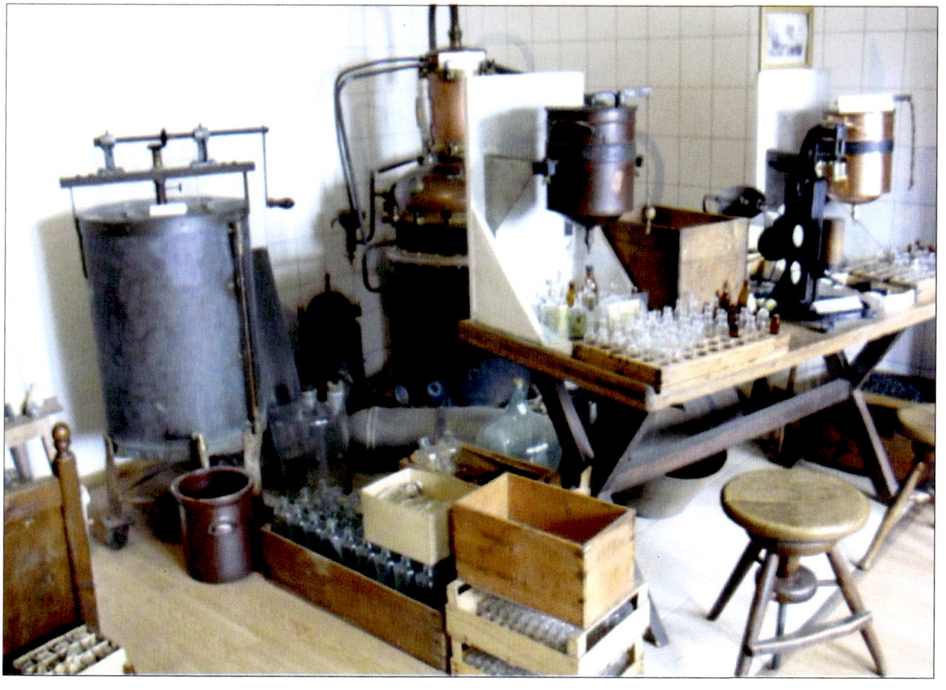

Im Laboratorium

Dem wohl letzten Laboranten in Schmiedefeld widmete Hannelore *Schößner* folgendes Gedicht, dessen Text im Olitätenmuseum aushängt – und das zugleich viele der im Museum gezeigten Exponate nennt:

DER GIFTMISCHER
Wer ist das?

Das ist ein Begriff, den kennt man heute nicht,
Sein Wissen, das war gut,
machte manchen Menschen Mut.

Er reiste durch Stadt und Land,
war jedem gut bekannt.
Was er alles so machte und auch brachte,
das wollen wir beschreiben
und die Ehre, die soll bleiben.

Kräuter gab es in Thüringen viele,
was wir lernten in Biologie.
Da haben wir manch Ausflug gemacht,
der Lehrer hat uns die Kräuter beigebracht.
Wir haben gesammelt und die Kräuter dürre gemacht,
viel Freud dabei gehabt.
Dann haben wie sie zum Giftmischer gebracht,
was hat er alles daraus gemacht.
Tee, Tinkturen, Arznei, Einreibungen und Salben,
das alles hat er hergestellt aus Kräutern, die man kennt:

Baldrian, Hingfong, Melissengeist, Dreierleitropfen,
Kamillan und Mariazelltropfen,
das hat allen gut getan.

Viele Sorten Beeren sammelten wir das ganze Jahr,
zum Giftmischer haben wir sie gebracht,
was hat er daraus alles gemacht:
Sirup, Wein, Saft, Marmelade und Essenzen aller Art,
hat sie verkauft und Geld gemacht.

Stearin hat er heiß gemacht,
den Docht dann in die Mitte gebracht.
Die Kerze brannte hell und klar
Jahr für Jahr.

Der Ausweis war ein Ding, das Foto muss gelingen.
Das alles hat er auch gemacht,
und vielen Freude gebracht.

Farbe hat er verkauft,
ob rot, ob blau, ob grün, ob gelb.
Die Häuser strahlten in allen Farben,
die Wände waren grell und schön.
Das alles hat er gemacht
und vielen Menschen Arbeit gebracht.

Früh um sechs stand er auf
und spät am Abend hat er noch geschafft.
Genuss war seine Brause,
dieser Mann kannte keine Pause.

So nun wissen wir alle,
was er hat so gemacht
und haben am heutigen Tage alle an ihn gedacht.

„Thüringer Kräutergarten/Olitätenland…“ - Ergänzungsseiten des regionalen Fördervereins „Thüringer Kräutergarten/Olitätenland“ e. V. (vordem Förderverein „Olitätenwege im Thüringer Kräutergarten“ e. V.)

Die Wiederentdeckung des laienpharmazeutischen Olitätengewerbes/ Der Förderverein für die Region „Thüringer Kräutergarten/Olitätenland“

Den wohl wichtigsten Ausgangspunkt für die Wiederentdeckung und Nutzbarmachung des Kräuterreichtums der Region „Thüringer Kräutergarten/Olitätenland“ und des damit verbundenen traditionellen Olitäten(Naturheilmittel)gewerbes bildete das Buch „Im Thüringer Kräutergarten. Von Heilkräutern, Hexen und Buckelapothekern“ des Schwarzburger Heimatschriftstellers Otto Ludwig (1896–1990), das 1982 im Greifenverlag zu Rudolstadt erschien. Zusammen mit dem Buchautor versuchte der Heimatforscher Heinz Liebermann, Großbreitenbach ab 1983 mit zuerst der Idee eines Geologisch-botanischen Wanderweges durch die Region den traditionellen Thüringer Kräutergarten wieder mit Leben zu erfüllen. Ab Anfang der 1990er Jahre kam mit Elvira Liebmann-Grudzielski, Oberweißbach eine weitere Einzelkämpferin hinzu.
Ab Ende der 80er/Anfang der 90er Jahre wurden bereits weitere Ideen entwickelt, um das laienpharmazeutische Olitätengewerbe im Thüringer Wald wieder nutz- und erlebbar zu machen (Durchführung eines Kräutermarktes, Wiederherstellung traditioneller Thüringer Olitäten, Schaffung einer Thüringer Olitätenstraße als thematische Ferienstraße),
1993 bildete sich eine regionale Arbeitsgruppe zur Nutzbarmachung des Kräuterreichtums und der Olitätentraditionen der Region heraus. Diese änderte die Idee der „Olitätenstraße“ in das auch kleinere Orte in der Region einbindende Wegenetz der „Olitätenwege im Thüringer Kräutergarten“.
Durch die regionale Arbeitsgruppe wurde 1994 der Förderverein „Olitätenwege im Thüringer Kräutergarten“ e. V. gegründet. Mitglieder sind Städte, Gemeinden, Verbände, Vereine, Firmen und Privatpersonen. Mit der Gründung des regionalen Fördervereins erhielt die Region „Thüringer Kräutergarten/Olitätenland“ erstmals ein Gremium, das sich seitdem mit vielen ehrenamtlichen Aktivitäten Landkreis übergreifend (Landkreise Saalfeld-Rudolstadt und Ilm-Kreis) der Pflege und Nutzbarmachung der besonderen Kräuter- und Olitätentraditionen der Region widmete und widmet – unterstützt durch Interessenten und Partner der Region und darüber hinaus. Dadurch gelang es, das Alleinstellungsmerkmal „Kräuter + Olitäten“ für die Region zu festigen.

Ziele des Fördervereins:

Aufarbeitung und Pflege der mit dem Kräuterreichtum der Region „Thüringer Kräutergarten/Olitätenland“ eng verbundenen jahrhundertealten und in ihrer regionalen Ausdehnung ***deutschlandweit einmaligen Traditionen des Olitätengewerbes (Naturheilmittelherstellung und -handel);***

Nutzung dieser Traditionen für

die ***touristisch nachhaltige Entwicklung dieser Bildungs-, Gesundheits- und Tourismusregion*** als Einheit von ***„NATUR * GESUNDHEIT * VOLKS-KULTUR“***;

die ***Produkt- und Regionalvermarktung*** entsprechend dem Alleinstellungsmerkmal „Kräuter + Olitäten“;

die ***gesundheitliche Weiterbildung der Bevölkerung*** auf der Grundlage des tradierten Kräuterwissens und des Wissens um die Kräuterverarbeitung in der Region;

die ***Sensibilisierung der Bevölkerung gegenüber den Belangen des Natur- und Landschaftsschutzes;***

Aktivitäten des Fördervereins (Auswahl):

– Leistung von tausenden ehrenamtlichen und gemeinnützigen Arbeitsstunden von Vereinsmitgliedern unter Einsatz beträchtlicher finanzieller Mittel der Mitglieder des Fördervereins, um die Kräutergarten-Region nachhaltig zu entwickeln und zu vermarkten;

– Reaktivierung der in ihrer Ursprünglichkeit erhaltenen lokalen und regionalen „Olitätenwege“ bzw. die Entwicklung neu gestalteter „Olitätenwege“ – als verbindendes Element für einen „sanften“ Tourismus (z.B. MYLIUS-Weg/16,7 km – Eröffnung 2004, Olitätenrundwanderweg/177 km – Eröffnung 2005);

– Initiierung der Anlage von Kräutergärten und der musealen Aufarbeitung des Olitätengewerbes im Thüringer Kräutergarten/Olitätenland;

– Teilnahme an und Durchführung von ca. 400 Veranstaltungen im In- und Ausland, um die Bildungs-, Gesundheits- und Tourismusregion „Thüringer Kräutergarten/Olitätenland“ bekannter zu machen;

– diverse Fernsehauftritte zur Vorstellung der regionalen Olitätentraditionen in Sendungen des Mitteldeutschen, Hessischen und Saarländischen Rundfunks;

– 2001 – Anmeldung, 2002 – Eintragung und 2011 Verlängerung des Markenschutzes für die Wort-/Bild-Kollektivmarke „Thüringer Kräutergarten“ – der regionalen Dachmarke für die Vermarktung der Region beim Deutschen Patent- und Markenamt – mit dem Förderverein als Markeninhaber;

– Aufbau der öffentlich zugänglichen Spezialbibliothek „Kräuter + Olitäten“ (Sammlung zum Kräuterwissen und zur Herstellung von Kräuterprodukten) – zur gesundheitlichen Weiterbildung der Bevölkerung;

– seit 2008 – Durchführung des „Thüringer Kräuter- und Olitätenkongresses“ mit Fachreferaten von Olitätenmajestäten – als fachspezifisches und volkstümliches Bildungsevent am Vortag des Kräutermarktes in Großbreitenbach;

– Publikation von Kräuterbüchern durch mehrere Vereinsmitglieder (Thüringer- und Ehren-Olitätenmajestäten sowie Kräuterfrauen);

– langjährige aktive Mitarbeit bei der Entwicklung des lokalen Kräutermarktes in Großbreitenbach zum größten Kräuter- und Olitätenmarkt Mitteldeutschlands;

– nachhaltige Verankerung der Themengebiete „Kräuter" und „Olitätentraditionen" der Region „Thüringer Kräutergarten/Olitätenland" in den Regionalplänen Mittel- und Ostthüringen und im ILEK Schwarzatal;

– Durchführung von Kräuterseminaren, Naturschulen, Kräuterwanderungen und -vorträgen, Vorträgen zum regionalen Olitätengewerbe und von Olitätenfahrten in der Kräutergartenregion durch Olitätenmajestäten, Kräuterfrauen und Buckelapotheker im Förderverein und darüber hinaus;

– 2013 – Bewerbung für die „Aufnahme des laienpharmazeutischen Olitätengewerbes im Thüringer Wald in das bundesweite Verzeichnis des immateriellen Kulturerbes in Deutschland (i. S. UNESCO-Übereinkommen);

– Dezember 2015 – Umbenennung in regionalen Förderverein „Thüringer Kräutergarten/Olitätenland" e. V. gemäß Beschluss der Mitgliederversammlung;

Auszeichnungen/Anerkennungen für den Förderverein:

2000 – Verleihung des „Thüringer Marketingpreis für Tourismus Wegweiser 2000" (Sonderpreis) durch das Thüringer Wirtschaftsministerium;

2001 – Verleihung des „Wandernden Heilkräuterpreis der Stadt Königsee";

2003 – Auswahl des „Thüringer Kräutergarten" als touristische Modellregion „Olitätenland" durch das Thüringer Wirtschaftsministerium im Rahmen der thüringischen Qualitätsoffensive im Tourismus;

Für Naturliebhaber, Gesundheitsbewusste und Heimatfreunde, die unsere Bildungs-, Gesundheits- und Tourismusregion wandernd erkunden wollen, ist der „Thüringer Kräutergarten/Olitätenland" ein ideales Reisegebiet. Nähere Informationen zur Region und zu ihren besonderen Angeboten finden Sie unter www.thueringer-olitaetenland.de und in dieser informativen und lehrreichen Publikation *„**Thüringer Kräutergarten**-Olitätenland – Kräuterfrauen, Laboranten, Buckelapotheker und ihre Olitäten – von der Historie bis in die Gegenwart"* von Prof. Georg Schwedt.

Wir wünschen dem Büchlein viele interessierte Leser, die unsere Region literarisch, aber am besten dann auch als Gast erkunden wollen. Denn es gibt viel zu entdecken – auch manches, was in dieser Publikation noch nicht seinen Platz finden konnte – z.B. den neuen Olitätenwagen auf der Flachstrecke der Oberweißbacher Berg- und Schwarzatalbahn, der dazu einlädt, Kräuter und Olitäten während der Fahrt mit allen Sinnen zu entdecken oder aber C. O. Möllers echte Grimmensteiner Tropfen – ein rein pflanzliches Arzneimittel, das nur in Katzhütte erhältlich ist.

Regionaler Förderverein „Thüringer Kräutergarten/Olitätenland" e. V.

Verwendete und zitierte Literatur

Meier, Ute: Zwischen Apotheker und Scharlatan. Zum Laborantengewerbe im westlichen Erzgebirge, Reihe WEISS-GRÜN 9, Landesstelle für erzgebirgische und vogtländische Volkskultur Schneeberg/Erzgebirge, Sächsisches Druck- und Verlagshaus GmbH, Dresden 1996.

Lamprecht, Birgit und Katrin *Manske*. Olitäten im Thüringer Kräutergarten. Aufstieg – Niedergang – Neuentdeckung. Ein kulturhistorischer Streifzug, Zentrum für Thüringer Landeskultur e.V., Geraberg 2001.

Ludwig, Otto: Im Thüringer Kräutergarten. Von Heilkräutern, Hexen und Buckelapothekern, Greifenverlag, Rudolstadt 1982.

Bernschneider-Reif: Laboranten, Destillatores, Balsamträger: Das laienpharmazeutische Olitätenwesen im Thüringer Wald vom 17. bis zum 19. Jahrhundert, Pharmazeutische Forschungen (Hrsg. Peter Dilg) Band 3, Peter Lang Europäischer Verlag der Wissenschaften, Frankfurt am Main 2001.

Werlich, Anja: Buckelapotheker in Thüringen. Zeitzeugen berichten, Hain Verlag, Rudolstadt 1995.

Peickert, Heinz: Geheimmittel im deutschen Arzneiverkehr. Ein Beitrag zur Wirtschaftsgeschichte der Pharmazie und zur Arzneispezialitätenfrage (Dissertation), Leipzig 1932.

Neuhaus, Dietrich: Der Sohn des Buckelapothekers. Friedrich Schiller in den Erinnerungen seines treuen Dienes, Sekretärs und Vertrauten Georg Friedrich Rudolph, BoD, Noderstedt 2012.

Thalmann, Paul: Geschichte der Apotheke unter der Galerie. Eine Studie zur Apothekengeschichte Arnstadts, in: Alt-Arnstadt, Beiträge zur Heimatkunde von Arnstadt und Umgebung, H. 10, S. 7–32 (1934).

Kühnert, Herbert: Zur Geschichte der Heilmittelindustrie und des Apothekenwesens in Thüringen, in: Rudolstädter Heimthefte 9, H. 6 und 7, S. 155–160, 173–190.

Helmstädter, Axel: Nomen est Omen? Pseudoexotische Fertigarzneimittel, in: Pharm. Ztg. 138 (Nr. 1), 34–37 (1993).

Elsäßer, August: Das Kirchspiel Oberweißbach im Wandel der Zeiten. Ein Rückblick zur 150. Wiederkehr des Tages der Einweihung der Kirche zu Oberweißbach mit kurzer Chronik der Kirchspielorte Oberweißbach, Cursdorf, Deesbach, Lichtenhain und Leibis, zusammengestellt und bearbeitet von Drogist Aug. Elsäßer zu Oberweißbach, 1929.

Grudzielski, Elvira: Mein Thüringer Kräuterland, Suhl, 1. Aufl. 1997.

(Weitere Literatur- bzw. Quellenangaben s. im Text)

Informationen aus dem Internet

Anker-Pain-Expeller: www.sandoz.de/aeropharm/geschichte/index.shtml
Meurasan:
www.meurasan.de/html/geschichte.html
Lichtenheldt:
www.lichtenheldt.de/de/print/wir-ueber-uns/historie.html
Alte Apotheke, Rohrbach:
www.meura.de/rohrbach.htm
Thüringer Olitätenland:
www.thueringer-olitaetenland.de (mit zahlreichen Links)
Hingfong:
www.hofmannundsommer.de/de/portrait.php
Thüringer Bauernhäuser Rudolstadt
www.sehenswertes-europa/thueringer-bauernhaeuser-rudolstadt-7.html
(Autorin: Karin Vogler)
Schmiedefeld
*www.*beim-giftmischer.de
Sitzendorf (Chronik / „Etwas über Laboranten")
www. sitzendorf.com (mit vielen Links)

s. auch: www.kraeuterland.com (u.a. mit Links: *Historie, Spezialitäten, Bücher*)